Inken Steen

Hertha, Wilhelm und Maria

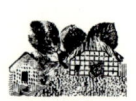

© 2011 by Verlag Atelier im Bauernhaus
In der Bredenau 6, 28870 Fischerhude
1. Auflage 2011
Gestaltung: Mareike Kaden
Druck: Reproteam, Bremen
Umschlagtitel: Photocase
ISBN 978-3-88132-185-3

Inken Steen

Hertha, Wilhelm und Maria

Geschichten aus der Pflege

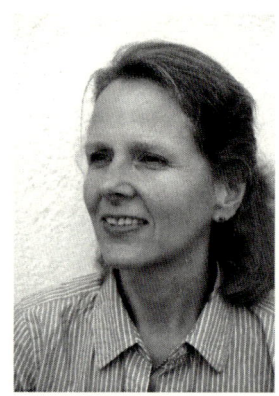

Die Autorin

Inken Steen, geboren 1963, promovierte
Literaturwissenschaftlerin, schreibt seit
rund zwanzig Jahren Kunstkritiken für
Hörfunk und Printmedien. Bei Radio
Bremen arbeitet sie als Redakteurin und
Moderatin für Politik, Zeitgeschehen und
Kultur. Als Mutter von drei Kindern enga-
giert sie sich in Elternvereinen, und seit sie
ein eigenes Arbeitszimmer hat, schreibt sie
Geschichten.

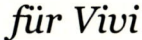

für Vivi

Vorwort

*„Wir werden nicht jeden Tag älter, sondern jeden Tag
neu." (Emily Dickinson)*

Die Idee entstand, wie so oft, am Küchentisch. Zwei Freundinnen unterhalten sich über ihren Berufsalltag, während
ihre Kinder im Garten spielen:

Die eine arbeitet für einen privaten Pflegedienst, die
andere als Journalistin. Die eine erzählt von ihren Begeg-
nungen mit alten Menschen, die andere beginnt Fragen zu
stellen. Was bedeutet es, dement zu werden? Wie gehen die
Altenpfleger mit Gedächtnisverlust und Hilflosigkeit um?
Und wie erleben die Angehörigen diese Veränderungen?
Doch die eine Frage, die sie am meisten beschäftigte, wagt
sie nicht zu stellen. „Muss ich vor dem Altwerden Angst
haben?"

Die Freundin antwortet mit Geschichten aus der ambulanten Pflege. „In meinem Beruf ist es einfach wichtig, dass
man die Leute so nimmt, wie sie sind. Da entstehen manchmal wirklich komische Situationen."

„Komisch", unterbrach die Journalistin, „das mag für
euch Altenpfleger gelten, weil ihr täglich mit den Dementen
umgeht. Aber für die Betroffenen selbst ist es doch nicht
komisch, wenn sie verrückte Sachen machen."

„Woher weißt du das? Oft können wir das überhaupt
nicht richtig erkennen. Im Grunde ist das auch nicht so
wichtig. Ich finde es immer wieder erstaunlich und bewun-
dernswert, mit welchem Lebenswillen diese alten, zum Teil
verwirrten Menschen sich nicht so einfach unterkriegen

lassen, sogar in Situationen, in denen sie auf Hilfe angewiesen sind."

Die Journalistin schaut ihre Freundin skeptisch an.
„Zuallererst werden sie schwierig im Umgang, anstrengend, würde ich sagen."

Die Altenpflegerin nickte, sagte dann allerdings: „So
muss man das nicht sehen. Ich habe dir doch die Geschichte
von der alten Frau erzählt, die plötzlich den Frühstückstisch deckt, obwohl sie das seit Jahren nicht mehr gemacht
hat. Erst habe ich natürlich auch gedacht: Muss das jetzt
sein? Aber dann haben wir uns hingesetzt und gefrühstückt. Das war wirklich sehr schön. Unsere Routine ist
nicht der Maßstab der Dinge."

„Hast du dafür überhaupt Zeit?", fragt die Journalistin.

„Das geht schon mal und kommt schließlich nicht alle
Tage vor. Aber, das ist so eine Geschichte, die ich Angehö-
rigen erzähle, die sich völlig überfordert fühlen", erklärt die
Altenpflegerin. „Das hilft, das beruhigt sie."

„Ach", ruft die Journalistin überrascht, „was ist denn
daran beruhigend, von alten Menschen zu berichten, die
die Orientierung verlieren und schrullig werden?"

„Beruhigend ist zu hören, dass es vielen so geht. Viel
wichtiger ist mir aber, den Angehörigen mit diesen Geschichten zu sagen: Ich habe einen ganz anderen Blick auf
Ihre Eltern, ich erlebe sie anders."

„Was meinst du mit anders?"

„Na, ich habe die Mutter doch nie kennengelernt, bevor
sie dement wurde. Also stelle ich auch keine Verlust-
diagnose. Ich messe sie nicht an dem, was sie mal war.
Manchmal wissen das die Angehörigen auch nicht so
genau. Eine Tochter zum Beispiel hat sich ein Bild von ihrer
Mutter gemacht, und wenn die sich jetzt verändert, gerät

auch dieses Bild ins Wanken und zwar nicht nur, weil die Mutter sich verändert, sondern weil die Tochter sich vielleicht fragen muss, ob das Bild, das sie sich von der Mutter gemacht hat, überhaupt angemessen war. Ich hingegen lerne einen neuen Menschen kennen."

Die Journalistin zögert einen Moment. „Du hast tatsächlich eine völlig andere Perspektive. Das stelle ich mir gerade für Angehörige schwierig vor. Ich habe eigentlich immer nur die lächerliche Alte gesehen, die ihre Würde verliert und die armen Angehörigen, die sie jetzt rund um die Uhr pflegen müssen."

„So sehen es die meisten Menschen. Ich treffe so viele, die nicht damit umgehen können, wenn ein geliebter oder zumindest ihnen nahestehender Mensch dement wird und sich nicht mehr so verhält, wie sie es gewohnt sind. Ihnen erzähle ich diese Geschichten von meinen Patienten, um ihnen Mut zu machen und ihnen ein Schmunzeln zu entlocken."

Die Journalistin lacht. „Stimmt, amüsant sind diese Geschichten aus deinem Alltag, wie Anekdoten, die auch nachdenklich stimmen. Eigentlich hast du recht, ich habe nicht das Gefühl, dass du dich über deine Patienten lustig machst oder sie der Lächerlichkeit preisgibst. In ihren sonderbaren Handlungen liegt tatsächlich auch ein tieferer Sinn. Das ist eigentlich erstaunlich. Man muss selbst innehalten und sich, um auf die Frühstücksgeschichte zurückzukommen, fragen: Warum deckt man den Tisch so schön nur am Sonntag?"

„Ja." Die Altenpflegerin wird ungeduldig. „Und das sagt dir kein Ratgeber. Wenn ein geliebter Mensch an Demenz erkrankt, dann trifft es den Gefährten, die Kinder, die Freunde, vor allem auch den Betroffenen selbst meist unvorbereitet."

„Unvorbereitet!", ruft die Journalistin erstaunt. „Es gibt doch sicher jede Menge Anzeichen. Die Leute werden vergesslicher, sie verlaufen sich, sie erinnern sich nicht mehr, was gestern war, erzählen dir alles doppelt und dreifach. Das sind doch nicht einfach nur Altersschrullen. Das erkennt man doch."

„Es gibt diese Anzeichen. Aber wer will sie wahrhaben? Die Kranken können ihre Defizite oft gut vertuschen und die Angehörigen sind dankbar, dass sie das tun. Demenz oder Alzheimer ist irreversibel. Da geht man nicht einfach mal zum Arzt, damit der einem die Diagnose stellt. Denn ist diese Diagnose einmal ausgesprochen, wirkt sie wie ein Damoklesschwert. Der Blick verändert sich radikal. Plötzlich rückt der Verfall in den Mittelpunkt und jeder kleine Spleen wird daran gemessen, dass es ihn früher nicht gab."

„Und in diesen schwierigen Situationen brauchen die Menschen vor allem Rat und Unterstützung", sagt die Journalistin.

„Um noch einmal auf deine Geschichten zurückzukommen: Wenn feststeht, dass der alternde Mensch nicht mehr allein die Verantwortung für sein Leben tragen kann und von nun an auf Hilfe angewiesen ist, wenn die Angehörigen sich damit konfrontiert sehen, dass dieser Prozess, wie du sagtest, irreversibel ist, dann brauchen sie konkrete Hilfe. Von dir wollen sie doch wissen: Was kann ich jetzt tun, was muss ich verändern und worauf sollte ich mich einstellen?"

„Falsch", entgegnet die Altenpflegerin, „vor allen Dingen brauchen sie jemanden, der ihnen die Angst nimmt. Für alles andere gibt es gute Ratgeber. Dort finden sie medizinische und juristische Informationen, Unterstützung beim Ausfüllen der Anträge und bei der Suche nach geeigneten

Pflegern. Beistand und Zuspruch finden sie in den Erfahrungsberichten betroffener Angehöriger und Pfleger."

„Und du kannst ihnen mit diesen kleinen Anekdoten die Angst nehmen?", unterbricht die Journalistin.

„Zum Teil, würde ich mal sagen, das hängt auch von den Menschen selbst ab", antwortet die Altenpflegerin. „Aber die Geschichten haben etwas Tröstliches, manchmal auch Erheiterndes. Allein schon, dass es in der Begegnung mit Demenzkranken Situationen gibt, die es wert sind, weitererzählt zu werden. Danach kommen erst die konkreten Tipps. Diese Geschichten erleichtern es, sich an die neue Lebenssituation zu gewöhnen, sich mit ihr anzufreunden. Ich poltere ja auch nicht einfach in das Leben meiner neuen Patienten hinein. Davon berichte ich den Angehörigen. Wenn ich die Wohnung eines neuen Patienten zum ersten Mal betrete, dann bin ich sein Gast. Er zeigt mir sein Zuhause und wie er darin zurechtkommt. Und ich respektiere das erst mal und versuche, seine Sicht auf die Dinge nachzuvollziehen – was meinem Gastgeber wichtig und weniger wichtig ist. Das mache ich doch auch, wenn ich zum Beispiel meine Tochter zum ersten Mal bei einer Freundin abhole. Da stürze ich auch nicht rein und reiße die Fenster auf, wenn ich es zu warm finde, oder sage ihnen, sie müssten mehr Obst essen."

„Na ja, kommt darauf an, wie tolerant man ist", lacht die Journalistin.

„Genau, eine gewisse Toleranz ist gerade für die Angehörigen wichtig", stimmt die Altenpflegerin zu. „Ich merke, dass es den Angehörigen oft schon Mut macht, dass ich mich als Gast bezeichne, natürlich mit Auftrag, das ist schon richtig. Aber mich interessiert vor allem zu erfahren, wer mein Gegenüber ist, was er braucht, und nicht, warum er so geworden ist und wie das wohl weitergeht mit ihm. Für die Angehörigen ist es ganz wichtig, mal mit einem anderen Blick konfrontiert zu werden, nicht immer nur den geistigen Verfall vor Augen zu haben. Die Geschichten helfen dabei, weil wir doch alle Angst haben, Alzheimer zu bekommen, und sich dann keiner mehr daran erinnert, wie toll wir mal waren", erklärt die Altenpflegerin.

„Stimmt, das ist immer noch ein großes Tabuthema. Kennst du die Geschichte von Walter Jens, dessen Sohn ein Buch über seine Erkrankung geschrieben hat?", fragte die Journalistin.

„Nein, kenne ich nicht."

„Walter Jens war ein großer Intellektueller und Professor, ein wahnsinnig guter Redner. Er war so etwas wie das moralische Gewissen der Republik, eine geistige Instanz. Und nun passiert das Unglaubliche: Obwohl er diese brillanten Fähigkeiten besitzt und ewig über alles nachdenkt, bekommt er Alzheimer und verschwindet aus der Öffentlichkeit. Sein Sohn hat schließlich ein Buch über den kranken Vater geschrieben, weil er glaubt, dass er im Sinne seines Vaters handelt. Ein Mensch ist nicht weniger wert, weil er den Verstand verliert, Windeln trägt und seinen eigenen Sohn nicht mehr erkennt. Du kannst dir gar nicht vorstellen, wie heftig Tilmann Jens angefeindet wurde. Ihm wurde vorgeworfen, er habe seinen Vater bloßgestellt und, schlimmer noch, er habe sich an dem Übervater gerächt. Dabei erscheint dieser Vater, der vorher nur Geist war, auf einmal so menschlich. Ich hatte beim Lesen sogar den Eindruck, der Sohn hat ihn zum ersten Mal glücklich gesehen."

„Ganz unbedingt", stimmte die Freundin zu. „Ich kenne diesen Professor zwar nicht und ich glaube auch nicht, dass meine Patienten je berühmt waren, aber die können manchmal richtig glücklich sein."

Die Altenpflegerin macht eine kleine Pause. „Wenn jemand dement wird, dann fürchtet er nichts so sehr wie seine Selbständigkeit zu verlieren. Das hat gerade auch die Alzheimer Gesellschaft festgestellt. Die haben an Demenz erkrankte Menschen interviewt und dabei herausgefunden, wie wichtig es zum Beispiel ist, dass die alten Menschen in ihrer Wohnung bleiben können und dort unterstützt oder auch gepflegt werden. Dort fühlen sie sich sicher und dort bin ich zunächst ihr Gast. Früher hieß es ja immer, in Würde ergrauen, heute müsste man sagen, in Würde erkranken. Das geht."

Die Journalistin stimmt zu: „Was ich mit dieser Geschichte von dem Professor eigentlich nur sagen wollte, ist genau das, was du vorher beschrieben hast; als würde jemand plötzlich seine Menschenwürde verlieren, weil er dement wird, als wäre er als Mensch und für die Gesellschaft weniger wert, weil er geistig nicht mehr so fit ist oder sogar nicht mehr zurechnungsfähig. Und wenn ich ehrlich bin, habe ich Angst vor dem Altern und der Demenz, weil ich genauso denke."

„Dann sollte ich dir wohl noch ein paar Geschichten aus der Pflege erzählen", lachte die Freundin.

Vezire Hazire (36) arbeitet seit über acht Jahren im Pflegedienst in Bremen und hat eine Tochter. Als Betreuerin und Kauffrau für Gesundheitswesen hat sie die Menschen, von denen wir erzählen, in ihren Wohnungen kennengelernt.

Dr. Inken Steen (47) arbeitet seit knapp zwanzig Jahren als Redakteurin, Moderatorin und Autorin vor allem für Radio Bremen, hat drei Kinder – und die Geschichten aus der Pflege neu erzählt.

Maria

Sabine bemerkte sie erst, als ihre fleischige Hand schon die Rückenlehne des einzigen freien Stuhls am Tisch umkrallte. Sie verfluchte sich, dass sie ihre Jacke nicht über die Lehne gehängt hatte, um vorzutäuschen, er wäre besetzt. Die großen, braunen Flecken auf dem Handrücken schienen miteinander zu verschmelzen. Die Frau musste alt sein. Resolut zog sie den Stuhl nach hinten. Sabine tat so, als würde sie nicht sehen, was sich gerade vor ihren Augen abspielte.

Sie beugte sich zu ihrer Tochter hinunter. „Du hast aber schnell getrunken. Dein Glas ist ja schon ganz leer."

Jenny grinste frech: „Kann ich noch eine Cola haben?"

„Ganz bestimmt nicht. Das ist viel zu teuer."

„Dann gehe ich eben ins Klo und füll mir Wasser rein. Ich bin so durstig", begehrte Jenny auf, schnappte sich das Glas und rannte weg. Sabine sah ihr länger als nötig nach, überlegte kurz, ob sie ihrer Tochter bis zu ihrer Rückkehr nachsehen könnte, einfach immer weiter in den Flur starren, um sich nicht umdrehen und ihre neue Tischnachbarin bemerken zu müssen. Das war lächerlich. Sabine warf ihre langen blonden Haare zurück und tat so, als säße sie immer noch alleine am Tisch. Ihr Leben war anstrengend genug, da musste sie sich nicht auch noch die Lebensgeschichte einer alten Frau anhören. Das war es doch, was die bei jeder sich bietenden Gelegenheit loswerden wollten, und unerbetene Ratschläge.

Die fleischige Hand mit den großen braunen Flecken lag jetzt auf dem Tisch. Sabine spürte, dass sie beobachtet wurde. Schließlich gab sie nach und nickte der alten Dame, die sich ungefragt zu ihnen gesetzt hatte, vage, aber nicht schnell genug zu. Schon fixierten sie die hellblauen Augen, auf denen die faltigen Lider schwer lasteten.

„Cleveres kleines Ding", sagte eine warme Stimme. „Wir haben früher auch immer Wasser aus dem Wasserhahn getrunken, wenn wir Durst hatten. So was wie Coca gab es damals nicht. Außerdem hätten meine Eltern für so einen Schiet kein Geld ausgegeben. Die mussten damals auch mit jedem Pfennig rechnen."

Sabine zog einen Schmollmund. Sie hatte die beifällige Anteilnahme nicht erbeten. Sie musste haushalten, konnte kein Geld in eine zweite Cola investieren. Es kränkte sie, von einer gänzlich Fremden durchschaut zu werden.

Als Nächstes würde die Alte fragen, ob das kleine Ding ihre Tochter sei und ohne die Antwort abzuwarten neugierig vordringen, ob denn der Papa auch da sei. Nein, der Papa ist nicht mitgekommen, hörte sich Sabine antworten. Sie lebten getrennt. Sabine sagte immer die Wahrheit, selbst wenn sie gar nicht mit den Menschen sprechen wollte, die sie ausfragten. Deswegen fürchtete sie sich vor neugierigen alten Damen, die viel Zeit hatten. Und sie fürchtete sich vor dem Wort Neger.

Glücklicherweise stürmte Jenny zurück an den Tisch, setzte etwas atemlos das halbvolle Glas ab und fragte ihre Mutter: „Willst du auch mal?"

„Das ist lieb von dir", säuselte Sabine. „Nein danke, mein Schatz, im Moment nicht, aber vielleicht später. Wir sollten dann auch langsam daran denken, nach Hause zu gehen."

„Warum das denn?", rief Jenny entrüstet und ließ ihre kleinen schwarzen Zöpfe durch die Luft wirbeln. „Der Floh- markt hat doch erst angefangen. Du hast versprochen, dass ich mir noch was aussuchen darf, später, wenn die Leute nichts mehr verkaufen und man besser handeln kann."

Sabine hob abwehrend die Hände hoch. Die alte Dame musterte Jenny neugierig. Wahrscheinlich dachte sie jetzt, dass Jenny ganz nach ihrem Vater kommen musste, den sie sich auf staubiger Erde vor altem Krimskrams hockend und heftig gestikulierend vorstellte. Sabine dachte häufig für andere Leute, wurde dann wütend oder schämte sich.

„Wie du willst", stöhnte Sabine und ärgerte sich, dass sie ihren Kuchen so gierig verschlungen hatte. Jetzt konnte sie nur noch mit der Gabel ein paar erbärmliche Krümel auf dem Teller zerdrücken.

„Soll ich dir was zu trinken holen?", fragte Jenny die alte Dame. Sabine hob belustigt den Kopf.

„Das ist aber nett von dir", antwortete die alte Dame. „Das ist schön, wenn ich nicht mehr durch das Gedränge muss. Ich würde so gerne eine Tasse Kaffee trinken. Mein Kreislauf, wissen Sie."

Wieder sah sie Sabine eindringlich an. Sabines Mutterherz platzte fast vor Stolz.

„So ein kleiner dienstbarer Geist im Haus, wie viel leichter würde es dann sein", fügte die alte Dame freundlich hinzu und klopfte mit der rechten Hand auf ihre linke Brust.

Sabine erstarrte.

„Soll ich dir dazu auch ein Stück Kuchen holen?", fragte Jenny.

„Kannst du denn beides auf einmal tragen?", fragte die alte Dame mit etwas hellerer Stimme.

„Mal sehen. Sonst hole ich dir erst den Kaffee und dann den Kuchen." Jenny war aufgesprungen. „Das mache ich für Leon auch immer. Der kann auch nicht gut laufen."

Die alte Dame kratzte sich am Kinn. Ihr rundes Gesicht war gepflegt, die Augenbrauen gezupft und gefärbt, der Damenbart rasiert und auf den Wangen glühte rosiges Rouge. Das Haar hatte sie dunkelbraun färben lassen, kein grauer Ansatz war sichtbar, nur an einigen Stellen schimmerte die Kopfhaut durch.

„Wer ist Leon?", fragte sie Sabine und beugte sich über ihre Handtasche, die sie auf dem Schoß hielt, nach vorne.

„Leon, das ist ein Integrationskind. Jenny geht hier in der Gemeinde in einen Integrationskindergarten. Da lernt sie, dass es völlig normal ist, anderen zu helfen. Zu Ihrer Zeit nannte man Kinder, die nicht so gut laufen können und Schwierigkeiten beim Lernen haben, behindert und versteckte sie in der Sonderschule, damit die sogenannten normalen Kinder von ihnen nicht belästigt und am Lernen gehindert wurden. Heute lernen die Kinder, dass behinderten Menschen bestimmte Dinge nicht so leicht fallen, so wie Ihnen." Sabine triumphierte innerlich.

Die hellblauen Augen der alten Dame verharrten bewegungslos auf ihrem Gesicht. Die Lippen bewegten sich, als wollten sie etwas sagen. Sabine hielt ihrem Blick nicht länger stand und senkte die Augen. Sie war einfach zu weich, zu mitleidig mit dieser alten, gebrechlichen Frau, die ihr plötzlich wehrlos erschien. Sie hatte schließlich Recht. Gleichwohl konnte Sabine nicht verhindern, dass ihre Tischnachbarin ihr auf einmal wie ein Mensch erschien, der es gewohnt war, gekränkt zu werden. Sie schien darin geübt zu sein, zu versteinern.

Sabine spielte mit einer blonden Haarsträhne und suchte Jenny in der Menge.

„Ich wohne in einem sehr großen Haus", sagte die alte Dame in einem Ton, als würde sie auf eine Frage antworten. „Es gibt auch einen Garten. Ich wohne da ganz alleine. Das ist manchmal ziemlich einsam."

Die alte Dame lachte plötzlich laut auf. Sabine war überrascht, wie lebendig dieselben Augen funkelten, die sie eben noch ausdruckslos angestarrt hatten.

„Glauben Sie nicht, dass ich Angst vor Räubern hätte. Was sollen die einer alten Frau wie mir schon tun, außer totschlagen? Sterben müssen wir alle früher oder später", seufzte sie. „In dem Haus stehen so viele Zimmer leer. Wäre schön, wenn da wieder jemand wohnen würde, jemand mit einem Kind."

Sabine brauchte einen Moment, um den Gedanken der alten Dame zu folgen, und dann alle Kraft, um sich dagegen zu wehren. War das ein Angebot? Nutzte die alte Dame ihre Bedürftigkeit aus? Suchte sie nach jemandem, den sie den ganzen Tag durch die Gegend kommandieren konnte? Alte Menschen hatten immer Hintergedanken, wenn sie freundlich waren, dachte Sabine.

In diesem Moment kam Jenny zurück. Das Mädchen stellte ein Tasse Kaffee vor die alte Dame. Auf der Untertasse hatte sich eine kleine braune Pfütze gebildet.

„Da wirst du aber keine Anstellung als Kellnerin bekommen", tadelte sie scherzhaft.

„Du hättest bestimmt auch gekleckert. Das ist total voll hier", verteidigte sich Jenny. „Du bist genau wie Leon. Der meckert auch immer, wenn ich ihm helfe. Mama sagt, das macht er, weil er nicht zugeben will, dass er auf meine Hilfe angewiesen ist, und weil er es lieber selber machen würde. Deswegen fällt es ihm auch so schwer, danke zu sagen."

Die alte Dame sah Jenny entrüstet an. Dann entspannten sich ihre Züge und der Kopf begann langsam zu nicken. „Da hast du recht. Wo ist bloß meine gute Kinderstube geblieben? Danke, mein Kind", sagte sie und suchte mit der Hand Jennys Wange zu tätscheln. Zaghaft berührten die Finger

Jennys dunkle Haut. Als hätte sie Angst, sich anzustecken, dachte Sabine.

„Ich habe deiner Mutter gerade erzählt, dass ich ganz alleine in einem großen Haus wohne. Da gibt es auch einen schönen Garten. Hast du nicht mal Lust, mich zu besuchen?"

„Na klar!", rief Jenny. „Bei uns ist es immer so eng. Deswegen dürfen auch keine Freunde bei mir übernachten. Soll ich dir jetzt deinen Kuchen holen?"

„Ach, lass man", winkte die fleischige Hand mit den braunen Flecken müde ab. „Ich soll gar nicht so viel Süßes essen."

„Weil du zu dick bist? Mama will auch immer abnehmen, aber das schafft die nie", kommentierte Jenny.

„Du bist ja ein ganz schön altkluges Fräulein", bemerkte die alte Dame und zum ersten Mal fühlte sich Sabine in ihrer Gegenwart wohl. Jenny hatte keine Großmutter, jedenfalls keine, die sich für das Kind interessierte.

„Ein Garten, das wäre schon toll für Jenny. Die hat viel zu viel Energie, um den ganzen Tag in einer kleinen Wohnung zu hocken."

Die alte Dame trank genüsslich einen Schluck Kaffee, schloss die Augen und seufzte leise. Sabine war sich nicht sicher, ob sie ihr überhaupt zugehört hatte.

„Mama, wir müssen jetzt gehen."

Ein graumelierter, gut gekleideter Mann in den Fünfzigern beugte sich über die alte Dame.

„Sie müssen entschuldigen", sagte er zu Sabine, „aber wir müssen pünktlich zu Hause sein. Um fünf kommt der Pflegedienst. Die mögen es gar nicht, wenn man sie warten lässt."

Die alte Dame sah erst zu ihrem Sohn und dann zu Jenny

und Sabine. „Ich würde mich freuen, wenn ihr mich mal besuchen kämt", sagte sie. Langsam erhob sie sich von ihrem Stuhl.

„Wo wohnst du denn?", rief Jenny. „Dann musst du uns aber auch deine Adresse geben!"

„Ja", nickte die alte Dame nachdenklich. „Da muss ich zu Hause mal nachschauen."

Hilde

„Es hat geklappt. Ich bin wieder drin", triumphierte Angelika.

„Wo wieder drin?", fragte Frau Lange, die kaufmännische Geschäftsführerin des ambulanten Pflegedienstes, schnippisch. Angelika hatte sich direkt neben ihrem Schreibtisch aufgepflanzt, die Hände in die kräftigen Hüften gestemmt und sie bei der Arbeit unterbrochen. Das konnte Frau Lange nicht leiden. Angestellte hatten gefälligst zu warten, bis sie ihnen Gehör schenkte. Sie bestand darauf, dass die Pfleger respektvoll erkennen ließen, dass ihre Arbeit wichtiger war als das alltägliche Versorgen. Da sich keiner der Mitarbeiter daran hielt, hatte sie sich angewöhnt, zunächst gar nicht zu reagieren. Diesmal hatte ihre Neugierde sie überrumpelt.

„Na, ich bin wieder drin in der Wohnung, in der Wohnung von Frau Heidermann. Sie hat mich reingelassen und nicht wieder rausgeschmissen."

Angelika tänzelte mit kreisenden Hüften und klatschenden Händen zu ihrem Schreibtisch.

„Wie hast du denn das geschafft?", fragte Marion, die gerade ihre Schicht beendet hatte und beherzt in das weiche Fleisch einer Banane biss. Auch das hasste Frau Lange, Essen im Büro, aber auch das zu bemängeln musste sie sich verkneifen. Wir sind ein Team, hatte die Inhaberin erklärt und hinzugefügt: „Es wäre schön, wenn Sie dafür sorgten, dass immer Kaffee da ist. Altenpflege ist ein anstrengender Job."

Gestern hatte Marion das Handtuch geworfen, war wutentbrannt ins Büro gestürzt und hatte: „Es reicht!" geschrien. „Das muss ich mir nicht bieten lassen!"

Sie war eine resolute Altenpflegerin, die die Patienten fest im Griff hatte. Eine Niederlage verkraftete sie nur schwer. Es gab auch in der Altenpflege Grenzen der Zumutbarkeit, und das Verhalten von Frau Heidermann war eine Grenzüberschreitung. Das müsse sie sich nicht bieten lassen, hatte sie wiederholt gerufen und niemanden hätte es gewundert, wenn Marion mit der Kündigung gedroht hätte, obwohl ihr Arbeitgeber nichts für das Verhalten der Patienten konnte.

„Ich habe ihr ihre verdammten Wohnungsschlüssel in die Hand gedrückt und bin gegangen", hatte Marion gestern erzählt.

„Sie hat dich rausgeworfen", schlussfolgerte Bernd unvorsichtigerweise.

„Rausgeworfen, ich lasse mich nicht rauswerfen! Was denkst du dir eigentlich? Du hast überhaupt keine Ahnung von diesem Beruf! Mit Zwang erreichst du gar nichts bei den alten Leuten, schreib dir das mal hinter deine grünen Ohren! Auf Zwang reagieren die bockig."

Erst als sie eine Tasse Kaffe und ein paar Kekse vor sich stehen hatte, beruhigte sich Marion wieder. Die alte Dame hatte sie tatsächlich hinausgeworfen. Sie war erst seit zwei Wochen Kundin des Pflegedienstes. Ihre Hausärztin hatte den Pflegedienst hinzugezogen, als sie merkte, dass Frau Heidermann ihre Tabletten nicht mehr regelmäßig einnahm.

Hilde war bei einer Geburtstagsfeier umgekippt. Ihr Beine waren beträchtlich angeschwollen und voller Wasser, aber das sah Hilde nur, wenn man sie darauf aufmerksam machte, dann vergaß sie es wieder. Man hatte versäumt, die Fenster rechtzeitig zu öffnen, die Luft war mit den vielen Menschen im Raum zu stickig geworden. Sie vertrage keine abgestandene Luft, hatte Hilde den besorgten Gesichtern erklärt. Das erinnere sie an die vielen Stunden im Luftschutzbunker, ohne frische Luft mit all den Leuten in ihren dicken nach Kohlsuppe riechenden Wintermänteln. Zustimmend hatten die älteren unter den Geburtstagsgästen einen Stuhl an ihren Sessel herangerückt. Sie hatten noch lange so in Erinnerung an die alten Zeiten beieinander gesessen. Am nächsten Tag im ärztlichen Behandlungszimmer hatte Hilde ihren Schwächeanfall längst vergessen, ihrer Ärztin, die am vergangenen Nachmittag telefonisch konsultiert worden war, erneut versichert, ihre Herz- und Entwässerungstabletten täglich einzunehmen und hatte schließlich dem Pflegedienst nur zugestimmt, weil Frau Doktor Groning sich Sorgen um sie machte.

„Wir gucken mal, wie das läuft und dann beantragen wir Pflegestufe Eins für sie", hatte Frau Doktor Groning mit sanfter, aber nachdrücklicher Stimme erklärt. „Das steht Ihnen zu. Sie sind jetzt vierundachtzig, da ist es nur recht, dass Sie ein wenig Hilfe in Anspruch nehmen. Sie haben Ihr Leben lang gearbeitet und immer in die Versicherung eingezahlt, da wären Sie dumm, wenn Sie das nicht in Anspruch nehmen würden."

Hilde konnte nicht anders als zuzustimmen. Dumm war sie noch nie gewesen.

Marion hatte an den ersten Tagen lange vor der Tür gestanden, bis Frau Heidermann das Klingeln endlich gehört hatte. Marion hatte sich die Wohnung zeigen lassen und nach allem gefragt, wo sie ihre Medikamente aufbewahre und die Handtücher, ob sie einen Löffel aus der Küchenschublade holen dürfe und aus dem Kleiderschrank eine neue Bluse. An den Kleiderschrank hatten sie nicht heran gedurft und wenn sie nicht immer das Gefühl gehabt hätte, der alten Dame etwas vorzuspielen, um ihr Vertrauen zu gewinnen, dann hätten Marion Antworten wie „Passen Sie auf, dass Sie sich nicht am Silber vergreifen!" und Befehle wie „Vergessen Sie nicht, den Müll mit runterzunehmen!" gekränkt. Später würde sie den Spieß umdrehen und Frau Heidermann deutlich machen, dass sie wusste, was zu tun nötig war. Außerdem hatte sie den Eindruck, dass sich Frau Heidermann über ihre Visiten freute. Sie plauderte gerne, erzählte, während Marion die Tabletten aus der Verpackung drückte, aus ihrem Leben und redete noch, wenn die Tür schon ins Schloss gefallen war.

Am dritten Tag bekam Marion einen Haustürschlüssel in die Hand gedrückt.

„Verlieren Sie den bloß nicht. Wenn ich die Schlösser austauschen muss, dann zahlen Sie das", hatte sie die alte Dame mit dem vom Bechterew gekrümmten Rücken ermahnt.

Es dauerte nicht lange und Marion kam gerne zu Frau Heidermann, schätzte ihre lebensklugen Kommentare, wenn sie von Patienten erzählte, die partout ihren eigenen Kopf durchsetzen wollten. Frau Heidermann fühlte sich nicht als ihre Patientin und manchmal hatte selbst Marion das Gefühl, in der kleinen, zerbrechlichen Frau eine erfahrene Mentorin vor sich zu haben.

„Viele Jahre, ach, was sage ich, Jahrzehnte", unterbrach sich Frau Heidermann gern selbst, wenn sie aus ihrem Berufsalltag erzählte, habe sie als Beraterin bei einer Krankenversicherung gearbeitet.

„Sie glauben nicht, was man da alles erlebt, und nicht nur mit den Patienten", betonte Frau Heidermann und zog die buschigen, dunklen Augenbrauen hoch.

Nach zwei Wochen hätte Marion der kleinen alten Dame jedes Problem anvertraut. Sie hatte fast vergessen, warum sie ihr täglich ihre Tabletten gab.

Dann kam es zu einem fürchterlichen Krach. Frau Heidermann saß in der Küche und hatte nicht gehört, dass Marion hereingekommen war. Als die Pflegerin neben ihr auftauchte, zuckte es durch Hildes Körper, die Finger krallten sich an der Tischkante fest. Hilde schnappte nach Luft und brüllte: „Verschwinden Sie! Wie können Sie es wagen, in meine Wohnung einzudringen? Wen, denken Sie, haben Sie eigentlich vor sich? Das muss ich mir nicht bieten lassen, in der eigenen Wohnung überfallen zu werden!"

Nur mit Mühe konnte Marion die aufgebrachte Frau wieder beruhigen und ihr erklären, dass sie vom Pflegedienst kam und sich um sie kümmerte. Es dauerte ein Weilchen, bis Frau Heidermann sie wiedererkannte, so aufgebracht war sie.

Drei Tage später krachte es wieder. Frau Heidermann griff diesmal nach dem Buttermesser, das auf dem Küchentisch lag, und versuchte von ihrem Stuhl aus, Marion in den Bauch zu piksen.

„Man weiß ja nicht, wozu die fähig ist", hatte Marion deklamiert, „ich habe schon erlebt, wie Demente ihre Pfleger verletzt haben. Da muss man sehr umsichtig mit umgehen und ihnen die Situation ganz genau erklären. Jahrelang hast du die aus dem Bett gehievt und plötzlich entwickeln die Riesenkräfte und versuchen, dir ein Messer zwischen die Rippen zu stechen."

Marion neigte zu Übertreibungen, dafür konnte sie anschaulich und lebhaft erzählen.

„Alte Leute vertrauen nicht mehr so leicht und sie haben natürlich Angst, dass sie ihre Selbständigkeit aufgeben müssen. Da bedarf es schon professioneller Einfühlung", erklärte Marion ihren Bekannten. Das Wort Konfliktmanagement zu gebrauchen traute sie sich noch nicht.

„Altenpfleger sein ist mehr als nur waschen, Windeln wechseln und Wunden versorgen", betonte sie unermüdlich.

Beim dritten Krach versagte Marions professionelle Einfühlung. Frau Heidermann, wieder zu Tode erschrocken, hatte sich nicht beruhigen lassen. Sie hatte auch nicht sonderlich viel gebrüllt, sich nur, so gut sie es mit ihrem verkrümmten Rücken konnte, vor der Pflegerin aufgebaut und den Haustürschlüssel zurückgefordert.

„Ich kündige Ihnen", hatte sie kalt mit hoher Stimme gesagt und sich bemüht, den Kopf möglichst schräg zu halten, um Marion ins Gesicht sehen zu können. „Ich werde den Pflegedienst nicht länger in Anspruch nehmen. Hier, nehmen Sie das."

Sie hatte der nach Worten suchenden Marion die hellgrüne Dokumentationsmappe in die Hand gedrückt.

„Das gehört Ihnen. Ich lass mich nicht länger von Ihnen kontrollieren und ausspionieren. Nehmen Sie das und verschwinden Sie endlich in Gottes Namen!"

Mit jedem Wort schien Frau Heidermanns Stimme brüchiger zu werden. Marion sah schon eine Furie auf sich losstürzen, obwohl Frau Heidermann ihr kaum bis zur Brust reichte.

„Verschwinden Sie, verschwinden Sie aus meiner Wohnung!"

„Frau Heidermann, lassen Sie uns doch in Ruhe …"

Weiter kam Marion nicht.

„Der Schlüssel", flüsterte Frau Heidermann jetzt, als sammelte sie allen Atem für den kommenden Ausbruch. Die Knöchel ihrer Finger, mit denen sie sich an der Stuhllehne festkrallte, waren weiß. Marion fürchtete um Frau Heidermanns Herz.

„Sie werden sich nie wieder hier reinschleichen. Das ist immer noch meine Wohnung."

Marion hatte keine Wahl, den Haustürschlüssel ausgehändigt und sich am Ende ihrer Tour, auf dem Weg ins Büro in Wut geredet. Das musste sie sich nicht bieten lassen, rausgeworfen zu werden wie ein gewöhnlicher Dienstbote.

Im Büro des Pflegedienstes kostete Angelika ihren Triumph aus und schwieg. Nach Marions Rauswurf hatte sie mit Frau Heidermanns Ärztin telefoniert.

„Das ist furchtbar", hatte die geseufzt. „Dann muss die alte Dame ins Krankenhaus. Das wird furchtbar."

Nach einer Pause hatte die Ärztin erklärt: „Frau Heidermann ist schon seit Ewigkeiten meine Patientin. Patientin ist eigentlich zu viel gesagt. Ich habe sie kaum gesehen. Ganz selten musste sie sich mal krankschreiben lassen, und dass ihr Rücken immer krummer wird und sie mit Krankengymnastik immerhin etwas gegen die Schmerzen hätte tun können, das hat sie ignoriert. Als ich ihr die Tabletten zur Entwässerung verschrieb, da hat sie zwar das Gesicht verzogen, aber sie täglich genommen, habe ich jedenfalls gedacht, bis, ja, bis sie auf dieser Feier umgefallen ist. Ich hatte vorher schon einige Male mit ihr über den Pflegedienst geredet. Aber das wollte sie auf gar keinen Fall. Nehmen Sie das jetzt nicht persönlich", hatte die Ärztin ins Telefon gelacht, „Pfleger sind ungehobelte, ungebildete Dinger, hat Frau Heidermann behauptet. Die hätten ihr fast genauso viel Scherereien gemacht wie die Versicherten." Wieder machte die Ärztin eine kurze Pause. „Frau Heidermann hat eine Tochter, aber die verstehen sich nicht besonders gut. Ich glaube, sie war eine sehr dominante Mutter. Jedenfalls verbringt die Tochter das halbe Jahr in Indien bei irgend so einem Guru, dann kommt sie mit schlechtem Gewissen zurück, weil sie sich um ihre Mutter sorgt, nur um sich von der ihr Lotterleben vorwerfen lassen zu müssen. Dabei muss die Tochter irgendwie zu Geld gekommen sein. Jedenfalls besitzt sie eine Eigentumswohnung in einem schönen Altbau. Ich werde morgen mal nach der alten Dame sehen. Eigentlich hört sie auf mich, allerdings beim Thema Pflegedienst, da bin ich durchaus skeptisch."

Frau Doktor Gronings Rede hatte Angelika auf eine Idee gebracht.

„Nun sag schon", presste Marion mit vollem Mund hervor.

Die Bananenschale warf sie in den Mülleimer neben Frau Langes Schreibtisch, schien den angewiderten Blick der Vorgesetzten jedoch nicht zu bemerken. Angelika grinste.

„Ich hatte da so eine Idee. Was ist diesen alten Leutchen wichtig, worauf achten die, worüber freuen die sich?"

Angelika machte eine Pause.

„Alte Schule natürlich. Also habe ich mir einen dicken Blumenstrauß besorgt und bin zu Frau Heidermann. Die braucht wirklich ewig, bis sie die Klingel hört. Die war gar nicht erstaunt, als sie mich vor der Wohnungstür stehen sah. Den Blumenstrauß hat sie mir gleich abgenommen, als wäre es völlig normal, dass eine fremde Person an ihrer Tür klingelt und einen Strauß Blumen vorbeibringt. In der Küche hat sie mir gesagt, welchen Schrank ich öffnen soll, um eine Blumenvase herauszunehmen. Die wusste immer noch nicht, wer ich war. Dass ich vom Pflegedienst kommen könnte, hat sie jedenfalls nicht gedacht."

Angelika, die, selbst wenn sie Frühschicht hatte, ihre Wohnung nie ohne ein sorgfältig geschminktes Gesicht verließ, warf Marion wieder einen triumphierenden Blick zu.

„Ich habe ihr erklärt, dass ich von ihrer Ärztin komme, die mich gebeten habe, nach ihrer Patientin zu sehen. Da ist sie richtig ein bisschen rot geworden, so gerührt war sie, dass ihre Ärztin sich derartige Sorgen macht. Wir haben dann Blutdruck gemessen und die Beine angesehen und natürlich hatte sie ihre Medikamente nicht genommen, musste die sogar erst suchen. Ich habe ihr also erklärt, dass sie die regelmäßig nehmen muss, wie es Frau Doktor Groning gesagt hat. Frau Heidermann war ganz eifriges Schulmädchen, aber ich wette, morgen hat sie das wieder vergessen."

„Du darfst dich doch nicht einfach als Arzthelferin ausgeben", unterbrach Marion vorwurfsvoll.

„Das habe ich mit der Ärztin so abgesprochen. Anders hätte sie mich nicht reingelassen. Ich habe auch mit der Tochter telefoniert – ein hoffnungsloser Fall", erklärte Angelika.

„‚Mami‘", Angelika zog das i lang, „‚Mamiii lässt sich von niemandem etwas sagen. Die hat immer nur gemacht, was sie wollte und alle anderen rumkommandiert. Dann muss sie eben ins Altenheim. Ich habe ihr schon so oft gesagt, dass sie ihre Tabletten regelmäßig nehmen muss. Was heißt oft. Mami lässt einen eiskalt abblitzen. Ich darf mich noch nicht mal erkundigen, wie es ihr geht. Entweder wirft sie mir vor, mich treibe wohl mein schlechtes Gewissen, mich nach so langer Zeit mal um meine alte Mutter zu kümmern, oder sie wimmelt mich gleich ab, ich bräuchte ihr nichts vorzumachen, mich interessiere gar nicht, wie es ihr gehe, und deswegen ginge mich das auch gar nichts an. Ihr ginge es jedenfalls auch ohne Guru gut. Dabei habe ich gar keinen Guru. Der Ashram in Indien, das ist ein Zeichen des Friedens und der Gewaltlosigkeit.‘ Die hätte noch Stunden weitergeredet. Ich habe sie dann unterbrochen und mir ihr Einverständnis geholt, dass ich mich als Mitarbeiterin von Frau Doktor ausgebe. ‚Machen Sie, was Sie wollen', hat sie ins Telefon geblafft. ‚Ich komm bei meiner Mutter nicht mehr weiter. Aber ich sage Ihnen gleich, das klappt nicht. Wenn meine Mutter nicht will, dann will sie nicht. Mamiiii ist so stur.'"

„Eben", hakte Marion ein. „Morgen wird sie auch dich nicht mehr reinlassen. Die erkennt dich doch gar nicht mehr wieder."

„Mich vielleicht nicht", antwortete Angelika, „aber den Blumenstrauß auf ihrem Wohnzimmertisch, den ihr die Frau Doktor geschickt hat, den erkennt sie bestimmt wieder."

Angelikas Plan ging auf. Über Frau Heidermanns vertrocknetes Gesicht zog sich ein Lächeln, sobald sie hörte, daß Angelika von ihrer Frau Doktor kam. Sie hätte den schönen Blumenstrauß überbracht. Frau Heidermann wurde von Tag zu Tag vergesslicher. Sie brauchte mehr Kraft, um sich zu orientieren. Das machte sie aggressiv. Nur wenn Angelika sie besuchte, weil die Frau Doktor wissen wollte, wie es ihr gehe, war sie lammfromm und manchmal aufgeregt wie ein kleines Mädchen. Niemand hätte sie zuvor fragen dürfen, ob das tägliche Waschen nicht allmählich sehr beschwerlich werde, oder ihr sagen dürfen, dass ihre Bluse fleckig war. Dann sauste Hilde auf ihren wackeligen Beinen los, dass Angelika bange wurde. Einen Stock zu benutzen verweigerte sie beharrlich. Und wenn sie von ihrem gekrümmten Rücken nicht niedergedrückt worden wäre, dann hätte man sie mit ihrem dicken, kräuseligen, fahlbraunen Haar und der munteren Art zu sprechen für gut zehn oder zwanzig Jahre jünger halten können. Frau

Heidermann war vierundachtzig und stolz darauf, dass ihr Haar nicht grau wurde oder sich gar lichtete.

Angelika kam nun schon seit zwei Wochen täglich zu Frau Heidermann. Den Blumenstrauß hatte sie durch einen neuen ersetzt. Sie hatte noch keinen Blick in den Kleiderschrank werfen dürfen. Frau Heidermann schloss die Schlafzimmertür hinter sich, wenn sie Angelikas Aufforderung nachkam, Rock oder Bluse zu wechseln, weil sie fleckig waren. Angelika bezweifelte, dass sie auch die Wäsche wechselte.

„Welche Bluse soll ich anziehen?"

Plötzlich stand Frau Heidermann mit nacktem Oberkörper im Türrahmen, aufgeregt wie ein Teenager vor dem ersten Date. Angelika hatte ihr den Besuch der Frau Doktor angekündigt. Unter Hildes Brüsten entdeckte sie ein rotes, eitriges Ekzem, das ihr der schweißgetränkte Büstenhalter eingeschrieben hatte.

„Das sollten wir behandeln", sagte Angelika und wies auf die nässende Stelle.

„Ach, das ist nichts", antwortete Frau Heidermann wegwerfend.

„Das sollten Sie nicht auf die leichte Schulter nehmen. Wehret den Anfängen, sagt Frau Doktor immer. Vielleicht sollten Sie heute mal duschen. Ich helfe Ihnen dann, etwas gegen diese wunde Stelle zu tun. Wenn wir sie regelmäßig eincremen, Sie werden sehen, wie schnell sie dann wieder weggeht. Frau Doktor macht sich sonst Sorgen."

Hilde ließ sich helfen.

Der Pflegedienst durfte also wiederkommen, geschickt und kontrolliert von Frau Doktor und ohne die Dokumentationsmappe mit dem verhassten Logo in der Wohnung liegen zu lassen. Frau Doktor Groning hatte Angelika erklärt, dass Frau Heidermann fürchterliche Angst davor habe, in ein Altenheim abgeschoben zu werden. Den Pflegedienst sähe sie als einen Boten dieser Einrichtung, der sie zwingen würde, ihre Selbstständigkeit aufzugeben. In ihrem Beruf bei einer Krankenkasse habe sie zu oft erlebt, wie alte Menschen erst zu Hause gepflegt wurden und dann zum Sterben ins Altenheim mussten. Das war jedes Mal das Ende und das ginge Frau Heidermann nicht mehr aus dem Sinn.

Daher blieben Angelika und die Pfleger Abgesandte der Frau Doktor. Angelika hatte extra einen Briefkopf von Frau Dr. Groning vergrößert, daraus einen Aufkleber gebastelt und auf eine blaue Mappe geklebt. Der zweite Blumenstrauß von Frau Doktor war zwar längst verwelkt, aber wenn die Pfleger schönen Grüße von Frau Doktor ausrichteten, dann durften sie beim Waschen helfen. Hilde wollte ihrer Göttin in Weiß keine zusätzliche Arbeit machen und bei der monatlichen Visite in ihrer Praxis für ihre gute körperliche Verfassung gelobt werden. Manchmal mogelte sie einen zusätzlichen Termin hinein.

„Wehret den Anfängen", sagte sie, wenn die Ärztin ihr versicherte, da sei nichts, wo Hilde den Ausbruch einer schlimmen Krankheit vermutet hatte.

Hilde genoss ihren Lebensabend. Täglich wurde sie von einem gut gekleideten Herrn mit schlohweißem, wellig auf den Kragen fallendem Haar zum Mittagessen abgeholt. „Mein Bekannter", nannte Hilde ihn und erzählte von den gemeinsamen Reisen nach Kroatien, Brasilien und einmal nach Grönland, auch mit der Transsibirischen Eisenbahn seien sie unterwegs gewesen, allerdings sei das schon länger her, heute würde ihr Rücken das nicht mehr mitmachen. Über dreißig Jahre gingen sie nun schon miteinander aus, länger als manches Ehepaar. Sie hätten sich immer ihre

Freiheit gelassen, betonte Hilde. Es sei wichtig, in den eigenen vier Wänden zu bleiben. Hildes Bekannter kümmerte sich liebevoll um die gebrechliche alte Dame. Die Pfleger grüßte er höflich, erkundigte sich nach ihrem Wohlergehen und vermied es, sie je bei ihrem Namen anzusprechen. Sandra, die Frau Heidermanns Pflege übernommen hatte, mochte den alten Herrn, der sie schon mal zur Seite nahm, um ihr vertraulich mitzuteilen, dass sie über Frau Heidermanns Tochter besser nicht sprechen sollte. Die sei für seine Bekannte ein große Enttäuschung, kümmere sich auch gar nicht um die Mutter.

Einmal war er dabei, als Sandra Frau Heidermann ermahnte, dass sie täglich eine Entwässerungstablette nehmen müsse. Sonst könne es ganz schnell gehen, dass ihre Beine aufquollen und sie ins Krankenhaus käme. Der alte Herr nahm einen neongelben Textmarker aus einer Schublade und schrieb groß „1 x täglich" auf die Tablettenpackung. „Dann ist kein Irrtum mehr möglich", sagte er und stellte die Schachtel auf das Küchenbuffet.

Der alte Herr besaß einen eigenen Haustürschlüssel und so kam es, dass er am nächsten Tag just in jenem Moment in die Küche trat, als Sandra Frau Heidermann wieder ermahnte, sie müsse die Tablette zur Entwässerung täglich nehmen, damit sie keine dicken Beine bekomme. Sonst könne es passieren, dass sie ruckzuck im Krankenhaus lande. Frau Heidermanns Bekannter nahm die Tablettenpackung vom Küchenbuffet und inspizierte sie eingehend. „Hier", sagte er freudig, „hier steht es ja. Die Frau Doktor hat es dir aufgeschrieben: 1 x täglich."

Raschid

Eigentlich hieß er Erich Heidenau. Aber den Namen hatte er schon vor über zwanzig Jahren abgelegt. Damals war der Katholik zum Islam konvertiert. Niemand hatte darin ein politisches Signal gesehen. Es war reine Glaubenssache. Birte wusste nicht viel über den Islam und er interessierte sie auch nicht sonderlich. Solange Raschid sie ihre Arbeit machen ließ, hörte sie ihm gerne zu, wenn er von seinen Reisen in fremde Länder erzählte. Birte war eine geduldige Zuhörerin, eine, die nie viele Fragen stellte. Einmal lieh er ihr eines seiner Bücher, die er über den Islam geschrieben hatte. Sie behielt es eine Weile und gab es ihm ungelesen zurück. Sie würde doch lieber einen Roman lesen, sagte Birte, als sie das Buch in sein Bücherregal stellte. Raschid nickte nur. „Gehst lieber mit deinen Freundinnen tanzen", lachte er und ließ seine Augen wohlwollend über ihren üppigen Körper gleiten.

Einmal hielt er sie zurück. Sie hatte schon seine Zimmertür geöffnet, da mühte er sich plötzlich aus seinem abgewetzten Ledersessel hoch und rief:

„Warte, ich habe noch etwas für dich!"

Raschid zog einen Briefumschlag unter einem Buch hervor.

„Hier, der ist für dich", sagte er etwas verlegen und ließ sich wieder in seinen Sessel fallen.

„Oh, danke", antwortete Birte, „das ist aber nicht nötig."

„Doch, doch", murmelte er. Birte steckte den Briefumschlag in ihre Umhängetasche. Sie pflegte Raschid nun seit über drei Jahren, aber Geld hatte er ihr noch nie zugesteckt.

Er hatte selbst kaum etwas übrig. Im Auto öffnete sie den Umschlag. Darin befand sich nur ein Blatt Papier, das mit großen Buchstaben beschrieben war.

„Meine Liebste", las sie erstaunt, „ich habe lange mit mir gerungen, ich habe gewartet und ich habe gebetet. Und wenn ich nicht dieses Zeichen von dir bekommen hätte, das mir zu erkennen gab, du, meine schöne Blume, würdest nicht lachend zu deinen Freundinnen laufen, um mit ihnen über die Torheiten eines alten Mannes herzuziehen, dann hätte ich nie den Mut gefunden, diesen Brief an dich zu beginnen. Du, meine Rose, hast die Glut der Liebe in mir wieder entfacht, eine Flamme, die ich schon längst erloschen glaubte."

Birte spürte, wie sie rot anlief. Ein leichtes Kribbeln kroch ihren Körper entlang.

„Ich trete mit dem gleichen reinen und aufrichtigen Herzen vor dich hin, mit dem ich dir als junger Mann begegnet wäre. Aber das Schicksal wies mir einen anderen Weg, stellte meinen Körper auf eine harte Prüfung, bis ich aller Liebe entsagen sollte, um der deinigen würdig zu sein."

Es kam häufiger vor, dass sich alte Männer in ihre jungen Pflegerinnen verliebten, ihnen Anzüglichkeiten ins Ohr raunten, versuchten, nach ihren Brüsten oder ihrem Hintern zu grabschen, und selbst noch mit ihren versagenden männlichen Kräften kokettierten. Aber Birte hatte noch nie davon gehört, dass sie Liebesbriefe schrieben. Raschids Worte schmeichelten ihr. Während sie weiterlas, vergaß sie den alten, zittrigen Mann mit den eingefallenen Wangen, den sie täglich wusch und dem sie beim Anziehen half. Birte sah das Lächeln nicht, das ihr Gesicht erhellte, als sie las, sie sei die schönste Frau, die er in seinem Leben getroffen habe. Rein und unberührt erscheine sie ihm wie eine kostbare Blume, deren Anblick ihn unendlich beglücke.

Ihre langen blonden Haare erinnerten ihn an einen Engel. Dankbar sei er, in ihrer Nähe atmen zu dürfen.

Vor dem Schlafengehen las Birte den Brief noch einmal. Dann steckte sie ihn in die Schublade unter ihre T-Shirts.

Sie erwähnte ihn nicht, als sie am nächsten Morgen zu Raschid kam. Auch er tat, als hätte es den Brief nicht gegeben.

Einige Tage später steckte er ihr einen zweiten Umschlag zu, dem weitere folgten. Wäre Birte ein wenig aufmerksamer mit sich umgegangen, hätte sie das leichte Herzklopfen bemerkt, mit dem sie nun die Klinke zu seinem Zimmer hinunterdrückte. Auch hätte sie beobachtet, wie sie vor dem Foto des jungen Erich stehen blieb oder für wenige Sekunden nur die Augen schloss, während sie seiner Stimme lauschte.

Raschid und Birte sahen sich täglich. Sie half ihm beim Aufstehen und Waschen, stellte ihm sein Essen hin und sorgte dafür, dass er seine Medikamente nahm. Ihrem Mann hatte sie nichts von den Liebesbriefen des alten Mannes erzählt, anders als sie ihm sonst von den anderen Alten berichtete, die mit zittrigen Händen nach ihrem langen blonden Haar griffen und ihr sabbernd einen Heiratsantrag machten. Dann lachten sie über dieses altersgeile Begehren. Ihr Mann packte sie bei den kräftigen Hüften und raunte in ihr Ohr, soll ich dir mal zeigen, was ein wirklicher Mann kann.

Anfangs war es Raschid peinlich, dass sein Penis steif wurde, wenn sie ihn wusch. Später deutete er mit seiner guten Hand auf seine Erektion und flüsterte ihr zu, nun sehe sie, wie sehr sie ihn in Wallungen bringe. Keine andere Frau hätte je die Kraft seiner Lenden so wie sie erkunden dürfen. Er habe sich ganz in ihre Hand begeben.

Auch Raschid war verheiratet. Seine fast dreißig Jahre jüngere, afroamerikanische Frau hatte ihn einmal in seiner neuen Heimat im Männerwohnheim für Migranten besucht. Sie war drei Tage geblieben und wieder abgereist. Die beiden Kinder hatte Birte nie kennengelernt. Raschid war nicht ganz freiwillig nach Deutschland zurückgekehrt. Er hatte viele Jahre im Ausland gelebt, zuletzt in Amerika, ohne Sozial- und Rentenversicherung. Nach seinem ersten Schlaganfall konnte er nicht mehr arbeiten, und da er immer noch deutscher Staatsbürger war, fühlte sich dort niemand für ihn zuständig. Raschid kam als Siebzigjähriger zurück nach Bremen. Seine Frau mochte die Pflege nicht übernehmen. Raschid sprach nicht über sie und murmelte etwas von: Das kann man nicht erklären, als Antwort auf Birtes Frage, warum seine Frau nicht bei ihm geblieben sei. Denen geht es in Amerika besser, fügte er in strengem Ton, mit dem er sich jede Nachfrage verbat, hinzu.

Raschids Briefe wurden drängender, seine Phantasie obszöner. Er träume davon, wie er sie besteige und sie sich an seinem Springbrunnen labe, schrieb er. Als Birte las, dass er, wenn er nicht einschlafen konnte, sich vorstellte, wie sie auf ihm sitze, ihr blondes seidiges Haar über seinen nackten Körper streichle und er ihre großen weißen Brüste fest in seinen Händen halte, als sie las, wie seine Zunge ihre süßen Säfte schleckte, schüttelte es sie und sie sah auf einmal seinen klapprigen Körper mit der schlaffen Haut und den vielen braunen Flecken vor sich. Birte zeigte den Brief einer älteren Kollegin.

„Da hast du dir ja einen tollen Lover ausgesucht", lachte die und erzählte von Johann, dem sie ein paar Mal ordentlich auf die Finger gehauen habe, weil er wieder versucht hatte, nach ihren Brüsten zu grabschen.

„Irgendwann interessiert die das auch gar nicht mehr. Dann ist nur noch wichtig, dass sie zu essen kriegen."

Trat Birte morgens nach ihren freien Tagen an sein Pflegebett, um das Gitter herunterzulassen, schmollte Raschid. Er habe schlecht geschlafen.

Birte half ihm, sich aufzurichten. Sie dürfe ihn nicht allein lassen, flehte Raschid, während er sich einen Moment ausruhte. Sein schütteres, dunkelblondes Haar klebte an seinem Kopf. Er hatte in der Nacht geschwitzt. Raschid legte den gesunden Arm um Birtes Schulter.

Sie solle ihn nicht im Stich lassen, bat er. Birte lachte, sie sei doch nicht mit ihm verheiratet. Sie brauche auch mal Zeit für sich und ihren Mann. Raschid schien das gar nicht zu hören.

„Das muss ein Ende haben", forderte er eines Tages. Die Beine baumelten über das Bettgestell. Wenn er sich mit der gesunden Hand am Kopfende festhielt, konnte er gut alleine sitzen. Birte holte seine Brille vom Nachttisch und setzte sie ihm auf.

Er habe einen Plan, sagte Raschid, sie mit seinen blauen Augen durchdringend ansehend. Birte half ihm beim Aufstehen. Er werde mit ihr nach Kanada fliehen.

Birte lachte: „Das ist ja mal 'ne tolle Idee. Wie willst du das denn anstellen?"

„Du wirst schon sehen", erwiderte Raschid trotzig und schwieg, während sie ihn wusch.

„Warum kommst du denn so spät, meine Taube?", empfing er Birte am nächsten Tag. Raschid war zum ersten Mal, seit sie seine Betreuung übernommen hatte, alleine aufgestanden, saß in seinem Schlafanzug in seinem Sessel und beobachtete die Tür.

„Siehst du, du brauchst meine Hilfe gar nicht", lachte

Birte, die wusste, dass Raschid sich hilfloser stellte als er tatsächlich war. Trotzdem wunderte sie sich, woher er plötzlich die Kraft hatte. Er musste sehr früh aufgewacht sein.

„Warum kommst du so spät?", wiederholte Raschid streng.

„Na hör mal", antwortete Birte, die sich nicht leicht aus der Ruhe bringen ließ. Die Alten mochten sie, weil sie zu allen freundlich war.

„Manchmal dauert die Versorgung eines Patienten eben etwas länger. Du bist doch nicht der einzige, um den ich mich kümmern muss."

„Du warst bei Orhan", rief er eifersüchtig. Orhan lebte in dem Zimmer auf der gegenüberliegenden Seite des Flurs. Er war erst vor einigen Monaten in das Männerwohnheim für Migranten eingezogen. Normalerweise ging Birte zuerst zu Raschid und danach zu Orhan. Diesmal war sie zuerst zu Orhan gegangen, weil es bei ihm schneller ging. Er hatte sich beklagt, dass er immer so lange warten musste, bis sie zum Waschen kam. Manchmal stand er auch schon im Badezimmer und sie musste ihn ermahnen, auf sie zu warten. Es konnte so schnell passieren, dass er ausrutschte und hinfiel.

„Wenn du glaubst, du kannst mich für dumm verkaufen, dann irrst du dich aber gewaltig! Du gehörst mir und nicht Orhan!", schleuderte der klapprige Mann in seinem Sessel ihr entgegen. „Du Hure!"

Das war das erste Mal, dass Raschid seine Blume beschimpfte.

Seit diesem Morgen übersah Raschid seinen neuen Freund, mit dem er viele Nachmittage redend und spielend verbracht hatte, geflissentlich. Orhan sei ein ungläubiger Lügner, der mit seinen Frauengeschichten prahle, schimpfte Raschid. Mit dem wolle er nichts mehr zu tun haben. Birte versuchte, Raschid zu besänftigen.

„Ihr seid doch immer gute Freunde gewesen."

„Da habe ich mich von ihm täuschen lassen, so gutgläubig wie ich bin", trumpfte Raschid auf, während er sich von Birte das Hemd zuknöpfen ließ.

„Du bist aber der Einzige, der behauptet, dass Orhan lügt", versuchte es Birte erneut.

„Ja!", rief Raschid. „Weil die anderen alle zu blöd sind, sein Spiel zu durchschauen! Der gibt denen sogar Geld, damit sie nichts gegen ihn sagen. Die sind so ungebildet, dass sie ihn für den Größten halten."

„Und du bist der Einzige, der Orhan durchschaut", spottete Birte sanft.

„Ja, das bin ich!" Raschids Ton ließ keinen Zweifel mehr zu. „Der hat sie alle gekauft. Und dich auch. Gib es doch endlich zu. Ihr betrügt mich. Jeden Tag, wenn du zu ihm gehst, dann lässt er die Hosen runter, du ungnädiges Weibsbild!"

Birte schüttelte den Kopf. Es wurde ihr zu viel.

Raschid ließ seiner kostbaren Blume keine ruhige Minute mehr. Anfangs antwortete Birte noch, wenn ihr Handy klingelte, versuchte, Raschid zu besänftigen.

„Der führt sich wie ein eifersüchtiger Ehemann auf. Gott sei Dank kann er nicht mehr gut laufen. Sonst würde der mich bestimmt auch auf der Straße verfolgen", stöhnte Birte, als sie Raschids SMS las: „Ich weiß, dass du bei einem anderen Mann bist. Ihr werdet dafür bitter büßen."

„Ich muss mir den ganzen Mist ja anhören", klagte sie ihrem Mann beim Abendbrot. Sie hatte ihm, weil sie sich nun mehr belästigt als geliebt fühlte, Raschids letzten Brief gezeigt. Die ersten lagen noch in ihrer Schublade unter den

T-Shirts. „Sonst kann ich das Handy gleich wegschmeißen, wenn mich darüber keiner mehr erreichen kann."

„Ich kann mir den Tattergreis ja mal vorknöpfen", schlug ihr Mann kauend vor und grinste.

„Bloß nicht!", rief Birte. „Dann dreht der total durch!"

Sie spielte mit ihrem Handy, hob es lauschend ans Ohr, sprang weiter zur nächsten Mitteilung. „Hör dir das mal an", sagte Birte und hielt ihrem Mann das Handy hin.

„Mein süßer kleiner Engel, bitte sei mir nicht mehr böse. Du bist die einzige wahrhaftige Liebe in meinem Leben. Du bist die einzige Frau, von der ich träume. Du bist die einzige, die mich berühren darf. Dir allein will ich ganz gehören. Meine Blume, ich vermisse dich so sehr", flüsterte eine gebrechliche Männerstimme.

„Fünf Minuten später beschimpft er mich dann und sagt, dass er jeden umbringen wird, mit dem ich was anfange. Willst du mal hören?"

„Nein danke, das reicht", antwortete ihr Mann immer noch kauend und musterte die Brüste seiner Frau angelegentlich. Birte strich ihr dickes blondes Haar nach hinten.

„Ich weiß einfach nicht mehr, wie ich den ruhigstellen soll."

„Vielleicht hätte ich ihm gleich verbieten sollen, mir Liebesbriefe zu schreiben", gestand sie ihrer Kollegin. „Wahrscheinlich hat er gedacht, ich finde die toll."

„Hast du doch auch."

„Na ja, die ersten waren ganz romantisch. Ich konnte doch nicht wissen, dass der so abdreht. Heute ist er völlig ausgerastet. Morgens gehe ich immer erst zu Orhan, weil ich da schneller fertig bin. Der ist immer schon aufgestanden, wenn ich zu ihm reinkomme. Raschid steht in letzter Zeit auch alleine auf. Da muss er ganz schön lange für brauchen. Jedenfalls ist er mächtig wütend, weil ich zuerst zu Orhan gehe. Und heute hatte ich wohl vergessen, Orhans Zimmertür richtig zu schließen und Raschid hat gesehen, wie ich ihm half, seine Hose zuzumachen. Da brüllt der plötzlich über den ganzen Flur: ‚Du alte Hure! Den bringe ich um! Du Schwein, lass die Finger von meiner Frau! Ich warne dich! Ich bringe dich um!‘ Ich konnte den kaum mehr beruhigen. Erst als ich ihm drohte, dass ich ihn abgeben würde und dann jemand anderes käme, um ihn zu waschen, wurde er kleinlaut und begann zu flehen und zu betteln, ich sollte doch bei ihm bleiben. Wenn der gekonnt hätte, wäre der auf die Knie gefallen. Mir ist das echt zu anstrengend." Birte trank einen Schluck Kaffee. Nach ihrer Schicht traf sie sich meist mit ein paar Kollegen im Büro und unterhielt sich über ihre Patienten.

„Warum machst du das nicht? Warum gibst du ihn nicht einfach ab?", fragte ihre Kollegin.

„Dann müsste man die ganze Tour umstellen. Diese moslemischen Kerle sind eigentlich ganz nett. Da gibt es wenigstens keine, die ihr Gehirn versoffen haben. Außerdem will ich Raschid nicht einfach so hängen lassen. Er hat doch hier niemanden."

Als Raschid seine Telefonrechnung bekam, nahm Birte ihm das Handy weg.

„Das sind über zweihundert Euro. Da brauchst du Monate, bis du das abbezahlt hast", sagte sie. „Bis dahin behält die Wohnheimleitung das Handy."

Raschid tobte: „Gib mir mein Telefon zurück!", schrie er.

„Ich kann auch gleich gehen", drohte Birte und ging zur Tür. „Dann hau doch ab, zu deinem Orhan und schneid ihm die Haare, die aus seiner Nase wachsen!"

Raschid holte Luft.

„Den werde ich umbringen. Das sage ich dir. Du gehörst ganz alleine mir."

Birte sah ihn streng an. Raschid sackte in sich zusammen.

„Mein Engel, lass uns fliehen. Ich habe alles vorbereitet", flüsterte Raschid verschwörerisch. Seine Finger umklammerten die Lehne, während er sich mühte, seiner Blume stolz und aufrecht zu begegnen. „Ich weiß doch, dass du mich liebst. So zärtlich, wie du meinen Körper umfängst. Meine Blume, lass uns nach Kanada gehen und ein neues Leben anfangen. Ich habe alles vorbereitet."

Birte seufzte. Es musste doch irgend etwas geben, womit sie diesem alten Mann in seiner viel zu weiten grauen Strickjacke begreiflich machen konnte, dass er sich ihre Liebe einbildete. Mit ihm über sein Alter zu argumentieren, war sinnlos. Ihm zu sagen, dass sie viele alte Männer wusch, würde ihn nur wütender machen. Dass sie verheiratet war, schien er zu ignorieren.

„Du hast doch gar kein Geld. Wovon willst du denn die Tickets bezahlen?", sagte sie schließlich.

„Ich werde alles verkaufen. Ich kenn da einen Händler, der kauft mir alles ab", sagte Raschid und wies stolz mit der Hand auf sein spärlich möbliertes Zimmer. Die Sachen hatte er von der Caritas bekommen. Selbst für den Fernseher würde er keine fünfzig Euro mehr kriegen.

Es hatte keinen Zweck. Birte seufzte wieder vernehmlich.

„Jetzt hör mal auf zu spinnen, sonst erzähle ich alles meinem Mann."

„Dann bringe ich ihn um!", rief Raschid. Speichel sammelte sich in seinem Mundwinkel.

„Meinen Mann? Wie willst du denn das anstellen?" Birte ließ sich nicht provozieren.

„Nicht deinen Mann. Orhan, dieses geile Schwein. Ich

muss doch deine Ehre wiederherstellen. Wenn du nicht mit mir nach Kanada fliehst, bringe ich ihn um." Birte schwieg jetzt. Sie griff nach dem Rasierapparat. Als sie seine Wangen mit dem Aftershave betupfte, lächelte Raschid.

„Das habe ich extra für dich ausgesucht. Ich weiß, du magst den Geruch."

Sie waren gerade mit Waschen und Ausziehen fertig, Raschid saß erschöpft in seinem Sessel und wartete auf seine Medikamente, da packte er seine Pflegerin mit der gesunden Hand am Handgelenk. Birte war erstaunt, wie viel Kraft in seinem Griff steckte.

„In einer Woche ist es so weit", raunte er und seine blauen Augen blickten sie erwartungsvoll an. „In einer Woche fliehen wir. Dann habe ich alles zusammen. Du brauchst nur deinen Pass mitbringen. Keinen großen Koffer, das wäre zu auffällig. In Kanada kaufe ich dir schöne neue Kleider."

Birte schüttelte den Kopf und machte sich los. „Jetzt hör doch mal auf mit dieser Spinnerei. Kapier doch endlich, ich kümmere mich nur um dich, weil ich dafür bezahlt werde. Das ist mein Job, mehr nicht. Irgendwann bist du tot und dann kümmere ich mich eben um einen anderen, der dann in diesem Zimmer wohnt."

Erschrocken über ihre harten Worte, starrte sie auf die Wand. Sie hatte einfach genug.

„Der verdammte Hurensohn!", brüllte Raschid wieder los. „Ich bringe ihn um. Das sage ich dir, den alten geilen Bock bringe ich um. Entweder du kommst mit mir nach Kanada oder ich bringe ihn um!"

Birte spürte seine Spucke in ihrem Gesicht. In diesem Moment glaubte sie dem alten Mann zum ersten Mal, dass er ihretwegen einen Mord begehen könnte.

„Der ist völlig durchgeknallt", erzählte sie ihrer Kollegin.

„Ich weiß einfach nicht mehr, was ich ihm noch sagen soll, damit er endlich aufhört sich einzubilden, ich sei in ihn verliebt. Ich sehe ihn schon vor mir, wie er mit einem Obstmesser auf Orhan losgeht und dabei hinknallt."

Birte starrte missmutig vor sich hin.

„Mir fällt da etwas ein", antwortete ihre Kollegin nach einigen Minuten.

„Raschid geht doch regelmäßig in die Moschee?"

„Ja, das ist aber auch noch das Einzige, was er macht, und auch das nicht immer. Früher hat Orhan ihn abgeholt. Jetzt muss er alleine gehen und da braucht er viel länger. Das vergisst er manchmal. Dann jammert er rum und fürchtet, den Zorn Allahs auf sich zu ziehen."

Birte zögerte einen Moment.

„Ich finde das immer noch komisch, wenn er von Allah redet, weil er doch gar nicht wie ein Araber aussieht."

Birtes Kollegin klopfte mit einem Stift auf den Tisch. Sie saß nach Dienstschluss öfter im Büro und löste Kreuzworträtsel. Sie lebte alleine und hatte es nicht eilig nach Hause zu kommen.

„Die Religion, das ist total wichtig für ihn. Schließlich ist er konvertiert. Hier hat er doch niemanden mehr", überlegte ihre Kollegin.

„Ich habe eine Idee. Du musst ihm drohen. Sag ihm, du würdest seinem Imam erzählen, dass er dich anmacht. Sag ihm, dass du dem Imam seine Liebesbriefe zeigst."

„Glaubst du, davon lässt er sich beeindrucken?", fragte Birte skeptisch.

„Ja", lachte die Kollegin, „das müsste ihm eigentlich einen ganz schönen Schrecken einjagen."

Raschid war schon aufgebracht, als Birte am nächsten Morgen in sein Zimmer kam.

„Hat er dich wieder genötigt und dich zur Hure gemacht? Ich bringe den Mistkerl um!", rief er.

Seine dünnen Beine zitterten in der ausgeleierten Schlafanzughose.

„Es reicht mir jetzt", sagte Birte betont ruhig. „Du wirst gar keinen umbringen. Und du wirst aufhören, mich zu beschimpfen. Ich werde deine Liebesbriefe dem Imam zeigen. Und dann werden wir sehen, was passiert."

Raschid erstarrte. Tränen füllten seine Augen.

„Das kannst du nicht tun. Das darfst du nicht tun."

Birte griff Raschid um die Hüften und führte ihn ins Badezimmer. Wortlos, mit gesenktem Kopf ließ er sich von ihr waschen.

„Lammfromm war der auf einmal", berichtete Birte später ihrer Kollegin. „Unglaublich, richtig jämmerlich hing er da an dem Waschbecken. Der konnte einem echt leid tun. Das hätte ich wirklich nicht gedacht, dass der völlig zusammenbricht, wenn ich ihm mit dem Imam komme."

„Siehste, habe ich es dir doch gesagt." Birtes Kollegin boxte sie leicht in den Oberarm. „Raschid ist ein gläubiger Moslem und ein gläubiger Moslem darf keine verheiratete Frau begehren. Du bist eine verheiratete Frau", erklärte die Kollegin. „Das hat Raschid ganz einfach verdrängt. Wenn der Imam davon erfährt, dann verliert Raschid alles, wofür er noch lebt."

Birte schwieg eine Weile, die Augenbrauen zusammengezogen. „Weißt du, ich glaube, seine Briefe hebe ich trotzdem auf. So schöne Sachen hat mir noch nie jemand geschrieben. Ich meine, irgendwie hat der mich doch geliebt, so richtig", Birte suchte nach Worten, „so völlig und ganz. Wenn er gekonnt hätte, dann hätte er alles für mich getan. Er hätte sogar jemanden für mich umgebracht."

Birte wickelte eine blonde Strähne um ihren Finger.

„Und weißt du, wenn ich darüber nachdenke: Mich hat er nie bedroht.“

Doris

Den Notrufpieper des Deutschen Roten Kreuzes trug sie wie einen Mutterorden um den Hals. Nie vergaß sie das kleine schwarze Plastikgerät über ihre unifarbenen Rollis zu hängen. Der Pieper hatte die schweren Anhänger verdrängt, die sie von der Mutter geerbt hatte. Während des Krieges war Doris Rot-Kreuz-Krankenschwester gewesen. Sie verstand es, lebensrettende Maßnahmen zu ergreifen und verhielt sich dementsprechend. Früher hätte man sie patent genannt, eine zupackende Frau, mit dem rechten Augenmaß für das, was nötig war. Mit Firlefanz hielt sich Doris nicht auf.

Seit ihrem Bandscheibenvorfall vor einem halben Jahr war das Leben der Sechsundachtzigjährigen beschwerlicher geworden. Sie war auf Hilfe angewiesen. Nach dem Vorfall – damals hatte sie es geschafft, den Rettungswagen zu bestellen und den Helfern trotz höllischer Schmerzen persönlich die Wohnungstür im dritten Stock zu öffnen, mit zusammengebissenen Zähnen hatte sie den jungen Männern erklärt, dass ein Bandscheibenvorfall nun nichts wirklich Lebensbedrohendes sei, aber die Schmerzen derart widerwärtig, dass sie nicht alleine die Treppe herunterkomme, um in ein Taxi zu steigen und ins Krankenhaus zu fahren –, nach dem Vorfall kümmerte sich ihr Sohn Klaus rührend, betonte sie streng, rührend also kümmerte sich Klaus um seine jetzt gebrechliche alte Mutter.

Man müsse der Realität ins Gesicht schauen, fügte Doris selbstbewusst hinzu, wenn sich mal die Gelegenheit ergab, überhaupt über ihren Gesundheitszustand mit jemandem zu sprechen. Sie kam kaum mehr aus dem Haus. Und was wollte sie schon da draußen, die meisten Freundinnen waren tot. Frische Luft bekam sie am geöffneten Fenster, vor dem sie eisern zwar, aber jetzt auch vorsichtig, täglich ein paar Gymnastikübungen absolvierte. Die Nachbarin war häufig die einzige Person, mit der sie hin und wieder ein paar Worte wechselte, falls sie die junge Frau im Treppenflur erwischte, bevor die in ihrer Wohnung verschwunden war. Junge Menschen hatten es immer eilig.

Klaus fuhr einmal die Woche von Hamburg, dort lebte er mit seiner Frau und dem elfjährigem Sohn, nach Bremen, um mit seiner Mutter einzukaufen. In manchen Wochen kam er auch ein zweites Mal. Dann hatte die Mutter ihn meist schon morgens angerufen und erklärt, dass ihr der Reis oder der Soßenbinder, den sie fest eingeplant habe, ausgegangen sei. Manchmal glaubte Klaus einen verzagten Ton zu hören, den er nicht kannte. Immer aber hörte er den Vorwurf, und obwohl er wusste, dass die Mutter vor allem sich selbst meinte, fühlte er sich angesprochen. Früher sei das nie ein Problem gewesen als sie noch richtig laufen konnte, da sei sie mal eben in den Laden gesprungen. Aber jetzt sei sie gebrechlich und auf seine Hilfe angewiesen. Er solle bloß nicht denken, ihr mache das Spaß. Sie hätte sich ihre letzten Jahre auch anders gewünscht. Aber so sei es nun mal.

Klaus gelang es nie, seine Mutter zu überreden, den Einkauf zu verschieben.

„Lass dich doch nicht immer so herumkommandieren", förderte seine Frau beleidigt sein schlechtes Gewissen, weil Klaus wieder beim Abendessen der Kleinfamilie fehlen würde, eine Zusammenkunft, die den berufstätigen Eltern eines intelligenten Sohns heilig war. Und Klaus hatte seine

Mutter – die seine Frau schon vor der Hochzeit als willensstarken und umstandslosen Menschen hatte respektieren lernen müssen – wie immer in Schutz genommen.

„Sie muss sich noch daran gewöhnen, dass sie nicht mehr so kann wie früher. Meine Mutter hat ihr Leben lang für sich selbst gesorgt, alle Entscheidungen alleine getroffen, da fällt es ihr schwer, sich einzugestehen, dass sie jetzt auf Hilfe angewiesen ist."

„Sie nutzt ihre Lage brutal aus", schimpfte seine Frau am Telefon, weil er vom Büro aus gleich nach Bremen musste. „So hilflos kann kein Mensch nach einem Bandscheibenvorfall sein, dass er nicht zwei Tage auf ein Päckchen Reis warten könnte. Soll sie doch Nudeln kochen. Ich bin sicher, sie hat für die nächsten Tage genug Vorräte. Sie kommandiert dich herum. Das hat sie schon immer getan. Du hast es nur nicht gemerkt, willst es nicht merken. Dann müsstest du dich ihr endlich mal stellen und nicht immer nur ausweichen, dann müsstest du dich mal für deine Familie einsetzen. Aber wir kommen ja immer nur an zweiter Stelle", lamentierte seine Frau weiter, während Klaus geduldig weghörte. „Deine Mutter ist einer der egoistischsten Menschen, die ich kenne. Aber jetzt wird sie richtig störrisch. Dabei bist du der Esel, der sofort lostrabt, wenn sie mit der Zunge schnalzt."

„Sie ist einsam geworden", warb Klaus um Verständnis. Er wollte nicht auch noch mit seiner Frau streiten, wenn ihm seine Mutter schon im Nacken saß.

„Das ist kein Grund, dich von Hamburg nach Bremen zu kommandieren, damit du ihr ein Päckchen Reis kaufst. Das ist doch einfach lächerlich. Bis du dort bist, haben die Läden längst geschlossen. Ich dachte, du hast um fünf noch einen wichtigen Termin."

„Habe ich auch. Ich kaufe den Reis in der Mittagspause und bringe ihn ihr mit."

„Na, dann sieh mal zu, dass du auch die richtige Marke kaufst", höhnte seine Frau, mit der er, so glaubte Klaus, eine gute Ehe führte. Er drückte das Gespräch weg.

Es war die falsche Marke, die seine Mutter ihm gleich wieder in die Hand drückte.

„Den könnt ihr essen. Ich habe im Gefrierschrank noch ein Risotto, das ich mir morgen warm machen werde."

„Mutter!", rief Klaus aufrichtig empört. „Daran hättest du wirklich früher denken können. Ich bin jetzt extra aus Hamburg hergekommen, weil ich dachte, es sei wichtig. Miriam und der Junge essen heute Abend wieder alleine."

„Na, die werden auch mal einen Abend ohne dich auskommen", wischte Doris seinen Einwand beiseite. „Ich brauche dich jetzt, und es ist nur selbstverständlich, dass ein Sohn seiner alten, kranken Mutter hilft."

„Natürlich, Mutter." Klaus knöpfte seine dunkelblaue Strickjacke auf, die er vorsorglich im Auto liegengelassen hatte, um sie auf längeren Autofahrten gegen das Jackett einzutauschen, damit es nicht verknitterte. „Aber du bist nicht krank. Du bist jetzt etwas eingeschränkt, was deinen Bewegungsspielraum angeht. Du bist keineswegs so hilflos, wie du das darstellst."

„Ja, weil ich mich auf meinen einzigen Sohn nicht verlassen kann."

Klaus hasste ihren vorwurfsvollen Blick, mit dem sie ihn von klein auf als undankbaren Flegel in die Ecke gestellt hatte.

Doris setzte sich an den Küchentisch. Seit dem Bandscheibenvorfall konnte sie nicht mehr lange stehen, sitzen allerdings auch nicht. Sie wechselte ständig die Position.

„Setz dich", sagte sie scharf, „es ist unhöflich, stehen zu bleiben, wenn eine Dame sitzt."

„Ich weiß, Mutter, das hast du mir schon gesagt, als ich noch zur Schule ging."

„Eben, und du hast es bis heute nicht begriffen. Dabei habe ich alles für dich getan. Ich war noch sehr jung, als dein Vater starb. Glaube bloß nicht, dass das damals einfach für mich war. Es gab so viele Kriegswitwen und Ehefrauen, die noch immer hofften, dass ihre Männer aus Gefangenschaft zurückkämen. Und da stirbt dein Vater an einem Bienenstich, lässt sich von einem kleinen Tierchen pieksen und stirbt einfach weg. Was glaubst du, wie ich dastand, wenn die Leute dachten, er sei für sein Vaterland gefallen, und ich erklären musste, dass ihn ein Bienchen erledigt hat."

Früher hatte die Mutter den Tod des geliebten Gatten tragisch genannt. Je älter sie wurde, desto erboster schien sie darüber, dass der Vater nicht als Held gestorben war.

„Wenigstens hatte er keinen dicken Bauch wie du. Dein Vater hat immer auf sich gehalten. Selbst als im Krieg alle hungerten und jeder um jedes Kilo froh war, das er am Leibe trug, hat dein Vater täglich kontrolliert, dass sich kein Fettpölsterchen über seiner Hüfte breitmachte. Vater bekam vom Amt öfter mal eine Extraration. Der verstand es auch in schlechten Zeiten gut für uns zu sorgen." Doris lächelte verschmitzt. „Dein Vater war ein sehr durchtrainierter Mann. Dabei saß er wie du den ganzen Tag am Schreibtisch. Aber das hat ihn nicht davon abgehalten, jeden Tag Gymnastik zu machen und Langlauf. Ich sehe noch, wie er sich, ich glaube, das war dreiundvierzig, da hat er sich ein Paar nagelneue Turnschuhe organisiert, wie stolz er war, als er die zum ersten Mal anzog, wie er vor dem großen Spiegel im Schlafzimmer hin- und hertänzelte. Ein schöner Mann." Doris stierte durch ihre großen Brillengläser verzückt ins Leere.

„Du hast dir nie viel aus Sport gemacht, das sieht man jetzt." Doris sah ihren Sohn abschätzig an. „Und ich fürchte, Sven wird mal genauso aussehen. Mit dreißig hat er dann heftige Rückenschmerzen und muss zur Kur, auf Kosten der Allgemeinheit. Du müsstest ihn etwas härter rannehmen. Das täte ihm gut."

„Ach, Mutter, bitte nicht schon wieder. Wie ich meinen Sohn erziehe, ist allein meine Sache und die seiner Mutter. Wir wissen schon, was gut für ihn ist."

„Das wisst ihr eben nicht." Doris verzog ihr Gesicht zu einer schmerzhaften Grimasse. Die rechte Hand stemmte sie in die Hüfte ließ sie dann fallen und seufzte schwer. „Das weißt du eben nicht. Du hast vom Leben überhaupt keine Ahnung. Dir hat es nie an etwas gefehlt. Dafür hat deine Mutter schon gesorgt. Du hast nie richtig auf eigenen Füßen stehen müssen, so wie ich als junge Witwe mit einem kleinen Kind und nichts zu essen."

Doris nickte bestätigend mit dem Kopf und rieb mit den knochigen Fingern über die Rippen, dass der Busen auf und nieder hüpfte.

Klaus starrte an ihr vorbei auf die Küchenanrichte.

„Mutter, jetzt übertreibst du schon wieder."

Klaus wunderte sich, warum er sich immer wieder auf diese Diskussion einließ. Er sah demonstrativ auf seine Uhr, ein Weihnachtsgeschenk seiner Mutter, die er gleich hatte überstreifen müssen, weil das schwarze Lederarmband der alten Uhr, die seine Frau ihm zum Fünfzigsten geschenkt hatte, so unansehnlich geworden war.

„Du willst doch nicht schon wieder gehen."

Klaus fragte sich, ob er die Stimme seiner Mutter je ohne diesen Vorwurf gehört hatte. Früher, wenn sie mit ihren Freundinnen telefonierte oder die ehrenamtliche Arbeit beim Roten Kreuz organisierte, da hatte sie anders geklungen, unbeschwerter, da hatte er manchmal gedacht, er hörte ein junges Mädchen lachen. Die Freundinnen waren tot, Ehrenämter konnte seine Mutter nicht mehr ausüben. Er war alles, was ihr noch blieb. Er hätte auswandern oder zumindest nach Süddeutschland ziehen sollen, dachte Klaus manchmal und kam sich gemein vor.

„Mutter ist ungeheuer patent", bemerkte Klaus beim Frühstück und versuchte, beiläufig zu klingen.

Miriam und Sven hatten schon geschlafen, als er gegen Mitternacht nach Hause gekommen war. Seine Mutter hatte ihn gebeten, ihr beim Duschen zu helfen. Das kam jetzt häufiger vor. Es war ihm peinlich, ihren nackten, faltigen Körper ansehen zu müssen. Es war ihm immer unangenehm gewesen, seine Mutter nackt in der Wohnung herumlaufen zu sehen, als sei es das Natürlichste auf der Welt. Ab einem gewissen Alter, und das fing ziemlich früh an, fand Klaus, war das für einen Jungen nicht mehr natürlich. Dann war der Anblick der nackten Mutter genauso peinlich, wie von ihr daran erinnert zu werden, dass sie tausende Häufchen aus seinen Windeln entsorgt hatte. Auch weil die Mutter diese Wickeltischszenen vor seinen Mitschülern ausbreitete, hatte er, als seine Schamhaare zu wachsen begannen, aufgehört, Freunde zum Übernachten zu sich nach Hause einzuladen und war lieber bei Michael geblieben. Dessen Eltern erlaubten es nicht, dass er woanders schlief, hatte er zu Hause gelogen. Die sind nicht so großzügig wie du, hatte Klaus geschmeichelt und dabei verschwiegen, dass die

Verklemmtheit von Michaels Eltern eine verlässliche Größe war. Michael behauptete, er habe seine Eltern noch nie nackt gesehen. Dafür höre er sie. Samstagnachts nach der Messe könne er ihr Bett quietschen hören und noch mehr.

„Stell dir vor, sie hat sich einen kleinen Tritt vor die Badewanne gestellt, damit sie problemlos über den Wannenrand klettern kann. Sie kann die Beine nicht mehr so hoch heben", versuchte Klaus für seine Mutter zu werben.

„Warum musst du dir dann die Nächte um die Ohren schlagen und ihr beim Duschen helfen?", fragte seine Frau spitz.

„Mutter hat Angst auszurutschen. Eigentlich braucht sie mich gar nicht. Aber wenn ich da bin, fühlt sie sich viel sicherer. Das ist jetzt sehr wichtig für sie, das Gefühl, sich sicher fühlen zu können. Sonst fällt sie wieder."

„Ach ja, weil du da bist?"

Klaus war auf diesen Angriff gefasst.

„Ich dachte, sie ist der Meinung, du hättest zwei linke Hände. Ich glaube, sie will einfach mal austesten, was sie noch alles mit dir anstellen kann."

Als er übermüdet im Auto in der Nacht nach Hamburg zurückgefahren war und den Anblick der nackten Mutter zu vertreiben versuchte, da war ihm ein ähnlicher Gedanke gekommen, aber das konnte Klaus niemals zugeben.

„Ich kann sie jetzt nicht im Stich lassen. Sie hat doch nur ein Kind", antwortete er kleinlaut und warf seinem Sohn einen nach Unterstützung heischenden Blick zu. Sven malte gedankenverloren mit dem Finger ein Gesicht auf sein Nutellabrötchen.

„Hör auf so rumzuschmieren!", herrschte Klaus ihn an.

„Deine Mutter hatte immer nur einen Sohn. Die Geschichte hat sie uns oft genug vorgebetet – dass sie alles für dich getan hat, wie schwierig es war, dich alleine großzuziehen, auf wie viel sie verzichtet hat ..."

Miriam begann, die Frühstücksteller einzusammeln.

„Ich bin noch gar nicht fertig", maulte Sven.

„Dann beeil dich mal. Wir müssen los."

„Weißt du was, ich habe deiner Mutter ihr ganzes aufopferungsvolle Getue nie geglaubt. Als Lehrerin war sie gut versorgt, immer Geld im Haus und die sichere Pension vor Augen. Außerdem war sie nicht die Einzige nach dem Krieg, die ein Kind alleine großzog. Wenn dein Vater mit einer Jüngeren durchgebrannt wäre, da hätte sie jammern dürfen, aber leider ist er bloß an einem Bienenstich gestorben."

Klaus antwortete nicht. Er hatte spät geheiratet, eine junge Frau, eine lebensfrohe, pragmatische Frau, die kein Blatt vor den Mund nahm. Seitenhiebe einzustecken hatte er gelernt.

Seit dem Bandscheibenvorfall hatte Klaus den Donnerstagnachmittag für seine Mutter reserviert, um mit ihr gemeinsam einzukaufen. Dafür arbeitete er am Samstagmorgen. Doris hatte es kategorisch abgelehnt, Klaus den Einkaufszettel durchzutelefonieren.

„Du hast mir früher schon angegammelte Äpfel nach Hause gebracht."

„Das war ein Mal, Mutter. Die Äpfel hatten nur ein paar Stellen und ich habe sie dafür billiger bekommen. Ich dachte, du würdest dich freuen, dass ich so sparsam mit deinem Geld umgegangen bin. Außerdem musste ich immer Äpfel mit braunen Stellen essen."

„Das ist etwas völlig anderes", wies Doris ihn zurecht. „Lebensmittel schmeißt man nicht weg und so eine kleine braune Stelle tut niemandem weh. Gammelige Äpfel zu kaufen, das ist einfach blöd."

Klaus hörte seine Mutter beim Telefonieren auf- und abgehen. Sie hatte sich nach dem Vorfall gleich ein schnurloses Telefon bestellt. Stolz hatte sie es ihm präsentiert. Er müsse sich keine Sorgen machen, seine alte gebrechliche Mutter ans Telefon zu scheuchen. Sie nehme das Telefon einfach mit, er könne sie jederzeit erreichen. Direkt hinter der Wohnungstür stand nun der zweite Ledersessel der dunkelbraunen Couchgarnitur aus dem Wohnzimmer.

„Dort kann ich einen Moment nach Luft schnappen, wenn ich von draußen reinkomme", hatte seine Mutter befriedigt festgestellt, nachdem sie ihn das Ungetüm vom Wohnzimmer in den Flur hatte schleppen lassen.

„Was soll der im Wohnzimmer rumstehen, setzt sich ja doch keiner mehr rein."

Da war sie wieder, eine dieser beiläufigen Bemerkungen, derentwegen Klaus gleich ein schlechtes Gewissen bekam.

„Du schwitzt ja", hatte seine Mutter gelacht.

Klaus war instinktiv mit dem Kopf zurückgezuckt, dabei hatte Doris die Hand gar nicht erhoben, um ihm wie früher mit ihren kalten Fingern die Schweißperlen von der Stirn zu wischen.

„Wenn du noch den kleinen Beistelltisch aus dem Wohnzimmer in den Flur trägst, dann hole ich dir ein Glas Wasser."

„Das Wasser kann ich mir auch selber holen", hatte Klaus gebrummt.

Doris war in die Küche gegangen. Klaus hatte sie hantieren hören und war seiner Mutter hinterhergelaufen, weil er fürchtete, sie bräuchte Hilfe. Auf dem Küchentisch hatte eine Grillzange gelegen.

„Das ist jetzt mein verlängerter Arm", hatte Doris seinem fragenden Blick geantwortet. „Das Strecken geht nicht mehr.

Du kannst dir gar nicht vorstellen, welche Schmerzen ich aushalten muss. Mit dem Greifer hier", Doris hatte demonstrativ die Grillzange vom Tisch gehoben und angedeutet, ihren Sohn damit in die Nase zwicken zu wollen, „komme ich problemlos an die Knäufe der Hängeschränke ran. Guck."

Die metallene Zange in der Hand seiner Mutter hatte Klaus erschreckt, als hätte er nach all den Jahren plötzlich entdeckt, dass sie in Wirklichkeit jener seelenlose Roboter war, den er immer in ihr vermutet hatte. Dieser Gedanke hatte ihm gleich wieder leidgetan. Er wusste, wie sehr seine Mutter Unselbständigkeit hasste.

Seiner Frau erzählte Klaus später nicht ohne Stolz, dass seine Mutter selbst in ihrem hohen Alter noch unglaublich patent sei und ihren Haushalt wieder voll im Griff habe.

„Vor allem hat sie dich voll im Griff", spottete Miriam. „Wann besorgst du ihr endlich einen Pflegedienst, oder willst du bis zu ihrem Tod von Hamburg nach Bremen fahren, um für sie einzukaufen und sie zu bewundern, weil sie so patent ist, und dafür samstags arbeiten, auf Kosten deiner eigenen Familie? Weißt du eigentlich, was du uns damit antust? Vor allem Sven, der sieht seinen Vater mittlerweile kaum mehr. Aber wahrscheinlich will sie, dass dein Sohn genauso vaterlos aufwächst wie du."

Miriam sah ihn kühl an. „Und du, willst du das auch?"

„Nein, natürlich nicht", verteidigte sich Klaus halbherzig. „Es ist nur – sie ist sehr einsam geworden. Sie hat niemanden mehr, mit dem sie reden kann."

„Den sie herumkommandieren kann", korrigierte Miriam. „Dazu braucht sie dich doch. Du hast gerade selbst erzählt, wie wundervoll sie sich eingerichtet hat in ihrem Gebrechen."

„Ja, aber ich bin ihr einziger Sohn, ich habe da auch eine

Verantwortung. Ich kann sie gerade jetzt nicht im Stich lassen. Sie braucht mich zur Zeit."

„Das hättest du gerne, dass deine Mutter dich wirklich braucht. Sie benutzt dich nur, wie sie dich immer benutzt hat. Dir ein schlechtes Gewissen einzureden, darin ist sie großartig."

Klaus seufzte. Es hatte keinen Zweck gegen weibliches Rechthaben zu argumentieren. Ihm fiel zudem kein schlüssiger Satz mehr ein.

„Was ist denn das?"

Klaus hob bei seinem nächsten Besuch erfreut eine Broschüre eines Pflegedienstes vom kleinen Beistelltisch im Flur. „Hast du endlich eingesehen, dass es einfacher für dich wird, wenn dir jemand hilft?"

Doris drehte sich um und stützte sich auf die hohe Armlehne ihres Sessels. Klaus glaubte, Verachtung in ihren Augen zu entdecken.

„Ich habe endlich eingesehen, dass auf dich kein Verlass ist", sagte Doris kalt, ließ den Sessel los und humpelte in die Küche. Vom Küchentisch hob sie den Einkaufszettel auf, den sie ihrem Sohn drohend entgegenhielt. „Du brauchst dich künftig nicht mehr um deine alte Mutter zu kümmern. Das wird von jetzt an eine freundliche Pflegerin machen. Dienstags zum Einkaufen und freitags zum Duschen. Pflegestufe Eins steht mit jetzt zu. Ich habe mit verschiedenen Pflegediensten telefoniert und dieser schien mir am geeignetsten, meine Wünsche zu erfüllen. Die stellen sogar den Antrag für mich. Du brauchst dich um nichts zu kümmern."

Klaus ließ die Schultern hängen, ein früh eingeübtes Signal, dass er keinen Widerstand leisten würde.

„Aber Mutter, ich kümmere mich doch gerne um dich.

Ich habe nur gesagt, dass es für mich manchmal etwas stressig wird, jeden Donnerstagnachmittag bei dir zu sein."

„Den Stress wirst du dir in Zukunft nicht mehr antun müssen. Wie du siehst, komme ich auch ohne deine Hilfe sehr gut zurecht."

Doris stöhnte leise, fasste sich in die Hüfte und zog mit der anderen Hand einen Küchenstuhl heran.

„Hast du Schmerzen?"

Klaus war es unangenehm, seine Mutter leiden zu sehen. Er hatte sofort das Gefühl, er sei daran schuld.

„Ich habe schon Schlimmeres ausgehalten. Deine Geburt hat über zweiundvierzig Stunden gedauert. Was glaubst du wohl, was für Schmerzen ich da ertragen musste?"

Klaus schwieg peinlich berührt.

Doris' Augen wurden feucht.

„Ich habe immer für dich gesorgt. Nachts habe ich Etiketten mit deinem Namen in deine Unterwäsche genäht, damit sie in deiner Sommerfreizeit nicht verloren ging. Du hattest alles, obwohl es nicht immer leicht für mich war. Damals hatte ich gedacht, wenn ich mal alt bin, dann kümmerst du dich um mich. Ich hatte nicht erwartet, dass du mich so enttäuschen würdest."

„Mutter." Klaus wurde langsam wütend. „Ich bin immer für dich da, wenn du mich brauchst. Aber zum Einkaufen brauchst du mich in drei Teufels Namen nicht. Dafür gibt es heute Dienste, die das erledigen!"

Er brüllte fast. Klaus hätte gerne einmal die Fassung verloren.

Doris schnupfte.

„Gut, dann lass uns jetzt ein letzte Mal zusammen einkaufen. Es ist doch etwas anderes, mit dem eigenen Sohn unterwegs zu sein als mit einer wildfremden Person."

Einige Wochen später kam Klaus von einem Besuch bei seiner Mutter nach Hause, goss sich einen Whiskey ein und trank das Glas in einem Zug aus.

„Was hat sie denn jetzt angestellt?", fragte seine Frau erwartungsfroh.

„Angestellt, angestellt ist wohl nicht das richtige Wort."

Klaus sah erst auf die Whiskeyflasche und dann auf sein leeres Glas. Mit einem tiefen Seufzer und vernehmlichen Klirren stellte er es auf die Glasplatte und ließ sich auf die Couch fallen.

„Was würde dir denn einfallen, wenn du deine Mutter besuchst und du in allen Ecken ordentlich beschriftete Pappkartons entdecken würdest?"

„Dass sie umzieht."

„Genau, Mutter will umziehen."

„Ja und?"

„Mutter will in ein Altenheim umziehen."

„Das ist doch prima, dass sie da von alleine draufkommt. Ich hab gar nicht mehr dran glauben mögen, dass du endlich mal mit ihr darüber redest, so viel Bammel wie du vor ihr hast. Und nun kommt sie von selbst drauf. Was kann uns besseres passieren?", frohlockte Miriam.

„Ja", stöhnte Klaus wieder, „allerdings, von alleine draufkommen. Ich wäre da nie draufgekommen."

„Wieso? Wie oft haben wir hier gesessen und darüber gesprochen, dass es für deine Mutter das Sinnvollste wäre, in ein Altenheim zu ziehen? Dann wäre sie nicht so allein und könnte ein paar Alte rumkommandieren."

Miriam lachte und lenkte dann mit sanfter Stimme ein.

„Sie könnte sich um andere Menschen kümmern, hätte wieder eine Aufgabe und würde dich nicht permanent in Beschlag nehmen."

„Ja, das hatten wir uns so vorgestellt."

„Aber?"

„Aber." Klaus wurde laut. „Mutter hat den Platz schon, ohne mich zu fragen."

„Die hat dich doch nie gefragt, wenn sie etwas entschieden hat."

„Genau, und diesmal hat sie entschieden, in ein Altenheim zu ziehen."

Klaus machte eine Pause und starrte begehrlich auf die Whiskeyflasche. Dann holte er tief Luft.

„Sie hat entschieden, in ein Altenheim zu ziehen. Und dieses Altenheim ist ganz in unserer Nähe, gerade mal zwanzig Kilometer von hier weg. Damit ich nicht mehr so weit fahren muss, hat sie mir erklärt, wenn ich sie abends besuchen komme. Das hat meine Mutter entschieden."

Klaus schloss müde die Augen.

Eberhard

Er hatte seine Sachen sorgsam geordnet, hatte alles selbst vorbereitet und jede Hilfe abgelehnt. Seit dem Tod der Mutter betrieb der Vater den Auszug aus dem gemeinsamen Haus. Die Mutter hatte über fünfzehn Jahre den Krebs bekämpft, der sie langsam, aber heimtückisch auffraß. Charlotte war es erschienen, als forderte der Krebs die Mutter gerade dann, wenn alle schon glaubten, ihn im Griff zu haben, von Neuem auf, sich um sich selbst zu kümmern und die anderen gehen zu lassen, am Ende auch den Vater. Das letzte halbe Jahr hatte die Mutter in einem Hospiz verbracht und dort erlebt, dass sie mehr war als die Frau an seiner Seite.

Charlotte hatte nicht gewusst, dass ihr Vater schon damals begonnen hatte, sich Altenheime anzuschauen, Kalkulationen zu erstellen, wie viel Geld er brauchte, wenn er achtzig würde und wie teuer es werden würde, falls er die Fünfundachtzig überleben sollte, womit alle rechneten.

„Dein Vater wird mal sehr alt werden", hatte ihr die Tante erklärt. „Der hat die widerständige Natur seines Vaters, nicht zu kräftig, eine eher unauffällige Erscheinung, dafür sicher auf beiden Beinen stehend, mit gesundem Blick für das Mittelmaß. Ich erinnere mich nicht daran, dass dein Großvater jemals krank war, und wenn ihn nicht dieser kleine Aufschneider, dem man nie hätte den Führerschein geben dürfen, vom Fahrrad gerissen und über zehn Meter hinter sich her geschleift hätte, ich wette mit dir, dein Großvater würde sich heute noch bester Gesundheit erfreuen."

Als Charlotte die Geschichte vom Unfalltod des Groß-
vaters zum ersten Mal hörte, verfolgte sie die blutige
Schleifspur des geschundenen Körpers bis in ihre Träume.
Jahre später, da hatte sie längst ihre eigene Psychothera-
peutenpraxis, versuchte sie sich vorzustellen, wie einer
weiterlebt, der, gerade erwachsen geworden, einen Toten
auf sein Gewissen geladen hatte.

Der Vater hatte nach dem Tod der Mutter keine Woche
verstreichen lassen, bis das Ausräumkommando vor der
Haustür stand. Am Tag der Einäscherung hatte Eberhard
Charlotte und ihrer Schwester Karla erklärt, dass er das
Haus nun entrümpeln lassen würde. Charlotte fand die Eile
verletzend. Die Mutter hatte nie etwas wegschmeißen können und auf dem Dachboden Kisten mit alten Töpfen und
Geschirr, gebrauchter Bettwäsche und Vorhängen, Zeitschriften und Büchern gehortet, ein ganzer Trödelmarkt
eben, der, so hoffte die Mutter, irgendwann noch einmal
nützlich sein könnte. Beide Töchter hatten sich aus dem
unerschöpflichen Fundus die erste Studentenbude eingerichtet und während Karla den alten Plunder auf die Straße
stellte, sobald sie genug Geld verdient hatte, um ihre Wohnung neu auszustaffieren, wurde Charlotte nicht müde,
ihren Kindern die Geschichte eines jeden Möbelstücks,
einer jeden angeschlagenen Tasse zu erzählen, die sich in
ihrem Zuhause eingefunden hatten. Die Radikalität, mit der
der Vater das Ausmisten, wie er es nannte, betrieb, scho-
ckierte selbst die unsentimentale Karla.

„Du hättest uns wenigstens alles einmal durchsehen lassen können", beschwerte sie sich und musste sich mit der
Antwort, dazu hätten sie jahrelang Zeit gehabt, zufrieden-
geben.

In wenigen Tagen nur war das Haus den Schwestern

fremd geworden. Bis auf die Bücher in den Regalen und ein paar Erbstücke väterlicherseits hatte Eberhard jedes Andenken an die gemeinsame Zeit entsorgt. Den Töchtern hatte er nur zwei Pappkartons gelassen, auf deren Deckel die Mutter ihre Namen geschrieben hatte. Darin hatte sie Bilder und Schulhefte verwahrt. Das war alles, was Karla und Charlotte aus ihrer Kinderzeit blieb.

„Alles, woran ich mich erinnern will, steckt hier", erklärte der Vater abweisend und tippte auf seine von tiefen Furchen gezeichnete Stirn. „Ihr habt doch Mutters Sachen aus dem Hospiz. Glaubst du etwa, ich habe nicht bemerkt, dass du dich heimlich hier reingeschlichen hast, um ihre Sachen rauszuholen?"

„Ich habe mich hier nie reingeschlichen", wehrte sich Charlotte. „Dieses Haus ist mein Zuhause. Ich habe, seit ich fünfzehn bin, einen eigenen Haustürschlüssel und jedes Recht der Welt, meiner Mutter aus ihrem eigenen Haus jene Dinge zu holen, mit denen sie die letzten Tage ihres Lebens verbringen wollte."

„Ich hätte sie ihr auch gebracht", brummte der Vater.

„Du hättest gar nicht verstanden, was sie hätte haben wollen. Selbst wenn sie dir genau beschrieben hätte, dass der kleine weiße Porzellanelefant, den du ihr während der Hochzeitsreise in Istanbul gekauft hast, in der rechten Ecke des vierten Bords von unten im Schlafzimmerregal steht, du hättest den Elefanten entweder völlig vergessen oder ihr stattdessen den hässlichen rosafarbenen Elefanten aus dem Wohnzimmer mitgebracht, den Mama allein aus Respekt vor deiner Mutter dorthin gestellt hatte und zwar so, dass er, wenn sie in ihrem Lieblingssessel saß, nie in ihren Blick fiel."

Charlotte triumphierte. War es da, dass sie zum ersten Mal diesen zutiefst bitteren Zug im Gesicht des Vaters wahrnahm, eine Verletzung, die der Vater hinter seinem eher gleichmütigen Ausdruck jahrzehntelang versteckt haben musste und über die er nun die Kontrolle verlor? Charlotte tat es später leid, so schroff reagiert zu haben, aber es tat auch weh zu erkennen, dass Vater und Mutter zwar im gleichen Haus gelebt hatten, darin dann jedoch in unterschiedlichen Welten. Viel später erst begriff Charlotte, dass der Vater mit dem Ausmisten seinen Umzug vorbereitete.

Bis zum Tod seiner Frau war Eberhard täglich in die Klinik gegangen. Regine hatte ihn darin bestärkt, langsam aufs Altenteil zuzugehen.

„Die will ihn nicht den ganzen Tag zu Hause haben", hatte Charlotte kommentiert. „Die hätte dann das Gefühl gehabt, sie müsste sich den ganzen Tag um ihn kümmern. Dabei brauchte sie alle Kraft, um mit dem Krebs fertig zu werden."

Auch Karla wollte nicht, dass der Vater mit fünfundsechzig schon zu Hause blieb.

„Mama hätte ihn einfach nicht mehr in Ruhe gelassen."

Bis zum Achtundsechzigsten ging Eberhard vormittags in die Psychiatrische Abteilung des St. Anna Krankenhauses. Dann machte er seine Praxis endgültig dicht.

Die nächsten zwei Jahre verbrachte Eberhard damit, die antiken Stätten in Griechenland, der Türkei und zuletzt in Israel zu besuchen. Erkundungen, wie er es nannte, die er aus Rücksicht auf den Gesundheitszustand seiner Frau immer wieder aufgeschoben hatte. Er bereitete seine Reisen sorgfältig vor, vermied Reisegruppen und kam mit hunderten von digitalen Fotos zurück. Die Fotoalben, die Regine alljährlich zu Weihnachten der Familie geschenkt hatte und deren nächtliche Erstellung im vorweihnachtlichen Trubel ihre letzten Kraftreserven aufgezehrt hatte, mit der für die heranwachsenden Teenager peinlichen Folge, dass während der Festtage zahlreiche mütterliche Tränen flossen – diese Regalmeter in Beschlag nehmenden Alben hatte Eberhard den Töchtern vor seiner ersten Auslandsreise als Witwer in die Hände gedrückt und dieses und jenes Buch aus seiner Bibliothek dazu. Charlotte bekam seine Fachliteratur. Eberhard hatte ihr zugeraten, in seine Fußstapfen zu treten.

„Die Patienten können freier und ungehemmter über ihre Ängste und Begehren sprechen, wenn sie sich überlegen fühlen, weil ihr Therapeut hässlicher ist als sie."

Der Vater hatte die zartgliedrige Karla immer bewundert und es nie vor der übergewichtigen Erstgeborenen verheimlicht. Den Teenager mit den breiten Wangenknochen, der knubbeligen Nase, den großen gelben Schneidezähnen und schmalen braunen Augen hatte der Vater noch apart genannt, die junge Frau nannte er schlicht verfressen.

„Du wirst erst eine erfolgreiche Therapeutin, wenn du der eigenen Wahrheit ins Gesicht sehen kannst. Die Natur hat dir nichts geschenkt, daraus musst du dein therapeutisches Potential schlagen."

Als Charlotte schließlich einen ihrer gutaussehenden Patienten als seinen künftigen Schwiegersohn vorstellte, drohte der Vater, sie bei der psychotherapeutischen Vereinigung anzuzeigen.

„Wir sind füreinander die beste Therapie", reagierte Charlotte kühl auf seine Wut. „Aber du brauchst keine Angst zu haben. Das wird nicht wieder vorkommen. Er heilt, was vom Vater krank gemacht wurde."

Regine hielt Eberhard davon ab, seine Tochter tatsächlich anzuzeigen. Dafür sprach er monatelang nicht mit ihr, obwohl sie in der gleichen Stadt wohnten. Sie hatte mit dem therapeutischen Ehrenkodex gebrochen, das konnte er ihr lange nicht verzeihen. Selbstdisziplin, seinem Verlangen nicht nachzugeben und es stattdessen zu analysieren, das unterscheidet den Therapeuten von seinen Patienten, macht ihn unangreifbar. Und nur dann kann er heilen, erklärte Eberhard seiner Tochter, nachdem sie ihn zum Großvater gemacht hatte.

An seinem siebzigsten Geburtstag verkündete Eberhard, dass er in ein Heim für betreutes Wohnen ziehen werde. Er habe sich in den letzten Jahren, im Grunde schon seit der Krebserkrankung der Mutter, verschiedene Häuser angesehen und sich für ein Einzimmerappartement entschieden, mit einem großen Badezimmer, in dem er bequem einen Rollstuhl herumdrehen könne. Die paar Sachen, die er mitnehmen werde, seien gepackt, außer seinem Computer brauche er nicht viel, zum Fernsehen gäbe es kleinere Gemeinschaftsräume, die zugleich für Spielabende und Lesekreise genutzt würden, in der parkähnlichen Anlage in Stadtnähe befände sich ein Café, in dem er seine Besucher empfangen könne, und sie sollten bloß nicht glauben, dass die ganze Angelegenheit billig sei, so viel Komfort in idealer Lage koste eine Stange Geld, wofür er das Haus einsetzen, sprich es verkaufen werde. Das alles sei mit ihrer Mutter, die es vorgezogen habe, ohne ihn in einem Hospiz zu sterben, vor Jahren abgesprochen worden und unumstößlich.

Wieder entdeckte Charlotte die tief eingegrabene Bitterkeit im Gesicht des Vaters.

Karla war entrüstet, reagierte dann aber wie immer in Situationen, in denen sie fürchten musste, Vorteile zu verlieren. Sie begann zu schmeicheln.

„Wo soll ich denn bleiben, wenn ich dich besuchen komme?", hatte sie gefragt und dabei zärtlich den Arm um seine Hüfte gelegt, während sie ihren Kopf mit den braunen Locken wie eine schnurrende Katze in seiner Achselhöhle vergrub.

Geistesabwesend hatte der Vater die braunen Locken getätschelt.

„Bei deiner Schwester oder im Hotel. Du findest sicher einen Dreh, um die paar Besuche bei deinem alten Vater steuerlich absetzen zu können."

Es kränkte Charlotte, dass dem Vater Karlas kühle Geschäftstüchtigkeit, mit der sie als Anwältin Karriere machte, mehr imponierte als ihre empathische Fähigkeit Menschen zuzuhören, auf sie einzugehen und ihr Leid zu lindern – ein Bemühen um und eine Achtung vor dem Menschen, die Eberhard unerbittlich verteidigt hatte, wenn ihm mal wieder jemand mit der wegwerfenden Bemerkung kam, die Durchgeknallten sollte man ordentlich sedieren und dann sei gut. Immer hatte er mit Anteilnahme von seinen Patienten gesprochen und sich den berufsüblichen Zynismus verbeten. Die Älteste war in seine Fußstapfen getreten und der Vater dankte es ihr nicht. Vielleicht weil sie nicht verstand, warum er in der Psychiatrie geblieben war und dort sogar eine Praxis eröffnet hatte, die es den Patienten ermöglichen sollte, die geschlossene Anstalt zu verlassen, was einigen, zeitweilig zumindest, gelang. In seiner Hinwendung zu den hoffnungslosen Fällen, bei denen die richtige Medikation den besseren Teil der Therapie ausmachte, erkannte Charlotte einen grundsätzlichen Zweifel am Erfolg psychotherapeutischer Praxis. Karla hingegen glaubte, dem Vater seien alltägliche Depressionen und neurotische Verstimmungen gutsituierter Städter einfach zu langweilig. Er verlange nach Größe.

An jenem Tag, an dem Eberhard seinen Töchtern eröffnete, er werde bei bester Gesundheit und gerade erst siebzig in ein Heim für betreutes Wohnen ziehen, war das Haus, in dem die Schwestern aufgewachsen waren, schon verkauft. Drei Tage später kamen die Möbelpacker, die kaum etwas zu tragen hatten. Selbst das Ehebett ließ Eberhard zurück. Er hatte aufgerüstet und sich ein medizinisches Bett mit hochziebarem Gitter angeschafft. Charlotte musste kurzfristig ihre Praxis schließen, um für die Zukunft zu retten, was an Kindheitserinnerungen noch aus dem Haus zu schleppen war.

Eberhard blieb in seinem neuen Heim gerade genug Zeit, seine fotografierten Reiseerinnerungen in digitalen Foldern abzulegen und zu beschriften, da brach er sich auch schon beim neu entdeckten Tischtennisspiel das Handgelenk. Kaum konnte er es wieder einigermaßen bewegen und mit der rechten Hand die Gabel zum Mund führen, ohne sich wie ein Hund über seinen Fressnapf zu beugen, da knickte er mit dem linken Fuß so böse um, dass er sein Zimmer zunächst überhaupt nicht mehr verließ und sich dann für Wochen mühselig an Krücken in den Speisesaal schleppte. Immer häufiger sprach er von Herzrasen und Kreislaufschwäche, dann wieder von Kopfschmerzen und Augenflimmern. Besuchte Charlotte ihren Vater, fand sie einen sonderbar fremden Menschen vor, einer, der sich beklagte.

Nach knapp einem Jahr bezeichnete Eberhard sich als kranken alten Mann, stürzte, brach sich das Hüftgelenk und beauftragte einen ambulanten Pflegedienst, sich von jetzt an um ihn zu kümmern. Zum Lamento gesellten sich die Schimpftiraden. In sich zusammengesunken saß der Vater in seinem Sessel und verfluchte die Welt. Der weiße Bürstenhaarschnitt, der ihn vor zwei Jahren noch hatte sportlich erscheinen lassen, machte ihn nun zum Greis mit abstehenden Ohren und eingefallenen Wangen. Tiefe Furchen zogen die schmalen Mundwinkel nach unten. Nur in seinen Augen blitzte es hin und wieder. Dann nannte er sie wie früher, mein Lottchen. Das war in den Jahren, bevor die zähe Karla sich noch im Mutterleib, weil sie sich einfach tot stellte, in Konkurrenz um die sorgende Gunst der Eltern uneinholbar vorgedrängelt hatte.

Die Pfleger konnten es dem Vater nicht recht machen. Ungebildet und grobschlächtig schimpfte er sie und jammerte vor Schmerz bei jedem Handgriff. Charlotte schämte sich ein bisschen. Selbst nachdem ihr eine Pflegekraft erklärt hatte, ihr mache das Geschimpfe nichts aus, da merke sie doch wenigstens, dass der Patient noch Spaß am Leben habe, wünschte sie sich manchmal den disziplinierten Vater zurück. An den jammernden Greis, der ihre Wange tätschelte und liebevoll mein Lottchen flüsterte, musste sie sich erst noch gewöhnen.

Eberhard berappelte sich wieder, ging ohne Rollator im Park spazieren und begann einen zarten Flirt mit einer wohlproportionierten Mitbewohnerin.

Dann erlitt er einen Schlaganfall, blieb halbseitig gelähmt und wurde, wie Karla sich ausdrückte, ein richtiger Kotzbrocken. Nach jedem ihrer ohnehin seltenen Besuche beim Vater stand sie erschöpft und entrüstet in Charlottes Küche und beklagte sich. Sie erkenne den Vater nicht wieder. Plötzlich behauptete er, Anwälte seien die rechte Hand des Teufels und nur hinter seinem Geld her. Er habe sie beschimpft und gedroht, und dabei sei ihm der Sabber aus dem Mund gelaufen, keinen Pfennig werde er ihr vermachen und um jeden Preis verhindern, dass sie seinen guten Namen weiter schände.

„Ich habe richtig Angst vor ihm bekommen. Der hätte

mich glatt geschlagen, wenn er so schnell aus seinem Sessel hochgekommen wäre."

Karla trank einen großen Schluck aus ihrem Rotweinglas.

„Das muss ich mir nicht bieten lassen!", empörte sie sich. „Das ist nicht mehr mein Vater. So will ich ihn nicht in Erinnerung behalten."

„Ich werde mal mit seinem Arzt sprechen, vielleicht liegt es an den Medikamenten, die er nimmt. Nach dem Schlaganfall war er sehr deprimiert", versuchte Charlotte die aufgebrachte Schwester zu beschwichtigen.

Die Schwestern übernahmen die Vormundschaft über den so schnell hinfällig gewordenen Vater. Karla erledigte den Papierkram, alles andere lag bei Charlotte. Der Vater freute sich, wenn die Älteste ihn besuchte, erzählte viel von früher, wie seine Familie ihn für verrückt erklärt hatte, als er beschloss, Psychologe zu werden und seufzte, wie viel einfacher die Kinder es heute hätten, da sie sich um einen anständigen Brotberuf nicht mehr kümmern zu mussten. Karla kam in seinen Erzählungen nur noch als Kind vor, um das man sich habe sorgen müssen, seine kleine zerbrechliche Prinzessin, genauso zart wie die Mutter, die ohne ihn mit dem Leben nicht fertig geworden wäre.

Charlotte wischte dem Vater mit einem großen Taschentuch den Sabber ab, der ihm aus dem linken Mundwinkel lief.

Eberhard seufzte, das tat er neuerdings ausgiebig, als müsste er sich für all die Momente, in denen er früher die Zähne zusammengebissen hatte, schadlos halten: „So ist das jetzt, Lottchen. Jetzt habe ich nur noch dich."

Charlotte schwieg. In diesen gemeinsamen Stunden erfuhr sie eine Zärtlichkeit, die sie vergessen hatte. Als kleines Mädchen in den Armen des Vaters hatte sie sich zuletzt auf diese

Art zeitlos geborgen gefühlt. Irgendwann hörte Eberhard auf zu schimpfen. Selbst die Pfleger lobte er nun.

Zunächst hatte Charlotte nicht bemerkt, was sich in dem kleinen Appartement des Vaters veränderte, dann begriff sie, dass es immer leerer wurde. Der Brockhaus fehlte.

„Den habe ich verkauft", erklärte Eberhard. „Bei E-bay. Ich komme an die dicken Schwarten nicht mehr richtig ran und dann muss ich Angst haben, dass ich drauf rumsabber. Im Internet finde ich alles, was ich an Informationen brauche."

Mal fehlte eine kleine Stehlampe, „über die wäre ich fast gestolpert", dann der schwarze gefütterte Ledermantel. „Weißt du, wie schwer der ist? Da kann ich mir gleich eine Kuh um den Hals binden."

Die Heimleiterin beruhigte Charlotte, alte gebrechliche Menschen empfänden es manchmal als Kränkung, von Dingen umgeben zu sein, die sie nicht mehr benutzen könnten und die sie an ihren unaufhaltsamen Verfall gemahnten.

An einem Montag bat die Geschäftsführerin des ambulanten Pflegedienstes Charlotte um ein Gespräch. In ihrem Büro händigte sie ihr einen maschinegeschriebenen Brief aus.

„Sehr geehrte Frau Meisner", las Charlotte. „Ich möchte Ihnen versichern, dass ich mit Ihren Diensten äußerst zufrieden bin. Seit Sie mir Patricia geschickt haben, fühle ich mich wieder als Mensch, würdig behandelt und aufmerksam umsorgt. Beinahe hätte ich erneut den Mut gefunden, den Menschen zu vertrauen. Doch leider musste ich in meiner langjährigen beruflichen Praxis zu der bitteren Erkenntnis kommen, dass das Gute im Menschen nicht von Dauer ist. Es ist nur die Maske, die der Teufel sich vorhält, um den Menschen erst zu gewinnen und dann zu vernichten. Zu meiner großen Bestürzung musste ich mir endlich eingestehen, dass meine eigene Tochter, die ich ein Leben lang umsorgt habe, der ich keinen Wunsch abschlagen mochte, dass dieser süße Engel, von dem ich mich innigst geliebt fühlte, nun, da ich gebrechlich geworden dem Tode entgegeneile, mir mit hinterhältiger Schadenfreude die letzten Tage meines Lebens vergällt und mir bei lebendigem Leibe die Haut abzieht. Alles, was nicht niet- und nagelfest ist, verkauft dieses sadistische Luder und es ist nur meinem Einfallsreichtum zu verdanken, dass ich meinen Computer bisher vor ihr retten konnte. Heimtückisch lauert sie auf meinen Tod, um sich dann an mir zu bereichern. Gramgebeugt begreife ich, dass meine kleine Prinzessin von Geburt an ausschließlich dieses Ziel verfolgt hat, mich, ihren Vater, zu vernichten. Ich ertrage nicht länger, dass ich mit der Kraft meiner Lenden eine derart böswillige Hexe gezeugt habe. Ich bin entschlossen, der Menschheit einen letzten Dienst zu erweisen und sie von dieser Bestie zu erlösen. Zu meinem großen Bedauern hat diese Entscheidung zur Folge, dass ich Ihren Dienst aufkündigen muss. Künftig werde ich im Gefängnis leben und dort, danach habe ich mich erkundigt, werden Ihre sorgenden Handreichungen nicht gestattet. Seien Sie versichert, dass ich nur schweren Herzens auf die umsichtig mir dienende Patricia verzichte. Aber es muss sein."

Der Brief war handschriftlich unterzeichnet.

„Ich dachte, Sie sollten mit Ihrer Schwester und dem Arzt darüber reden. Ihr Vater befindet sich in einem bedenklichen Zustand."

Charlotte nickte. „Ich habe befürchtet, dass es schlimmer werden würde. Dass er meine Schwester jetzt derartig hasst, das habe ich nicht gewusst. Kann ich den Brief mitnehmen? Ich fürchte, meine Schwester glaubt mir sonst nicht."

Charlotte ließ die jüngere Schwester anreisen. Sie sei lange nicht mehr dagewesen. Der Zustand des Vaters habe sich verschlechtert. Da müsse sie sich ein eigenes Bild machen. Am Telefon könne sie Karla das alles nicht deutlich genug erläutern. Zudem müssten sie möglicherweise über rechtliche Maßnahmen beraten.

Karla kam am nächsten Wochenende.

Der Vater schrie sofort los, als er seine Jüngste hinter Charlotte in sein Zimmer treten sah.

„Hau bloß ab, du Miststück, du hinterfotzige Kuh!"

Und als hätte er auf diesen Moment bloß gewartet, blitzte in Eberhards gesunder Hand ein säbelförmiger Brieföffner auf, den er von seiner letzten Reise aus der Türkei mitgebracht hatte.

Charlotte schob die ebenfalls Schreiende: „Aber Papa, ich bin's, Karla, Papa, was hast du denn!", schnell zur Tür hinaus.

„Bring diese dreckige Fotze nie wieder hierher!", keuchte Eberhard mit erhobenem Säbel. Dann ließ er sich in seinen Sessel fallen, legte den Brieföffner zurück auf den kleinen Beistelltisch und schaute Charlotte an.

„Mein Lottchen, auf dich habe ich mich immer verlassen können."

Karla schien nicht mehr zu existieren.

„Warum hast du mir das nicht früher gesagt?"

Die Schwestern saßen auf einer Bank im Park . Weil es kühler wurde, waren sie fast allein.

„Du hast mir doch auch nichts von den Briefen erzählt", antwortete Charlotte. „Von Patricia wusste ich, dass Papa dich verdächtigt, seine Sachen zu verkaufen. Aber wenn ich mit ihm gesprochen habe, dann wusste er immer, dass er das selbst gewesen war. Ich hatte ja keine Ahnung, dass er dir diese fürchterlichen Briefe schreibt. Warum hast du mir nichts davon erzählt?"

„Ich weiß auch nicht. Ich hatte so viel zu tun. Ich dachte, es liegt an den Medikamenten."

„Na hör mal, vom eigenen Vater derartig beschimpft zu werden. Weißt du, wie er dich eben genannt hat? Alte Fotze!"

Charlotte spuckte die Worte der Schwester fast ins Gesicht.

„So hat er mich in fast jedem Brief beschimpft. Der das schrieb, war nicht mehr mein Vater. Ich habe nichts falsch gemacht. Warum sollte er mich plötzlich hassen?"

Charlotte hörte das Zittern in Karlas Stimme.

„Aus medizinischer Sicht ist es nicht ganz selten, dass ein Mensch nach einem Schlaganfall Anzeichen von Schizophrenie entwickelt. Da gibt es unterschiedlich stark ausgeprägte Symptome. Papa hatte mit solchen Patienten zu tun. Die kamen als unheilbare Pflegefälle in seine Abteilung, weil sie für ihre Umwelt eine Gefahr darstellten. Da kann man nur noch mit Medikamenten helfen." Charlotte zögerte. „Stillstellen."

„Dann weiß Papa also, wie es um ihn steht?"

„Nein, leider nicht."

Charlotte warf Karla einen mitleidigen Blick zu.

„Du brauchst dir keine Illusionen zu machen, der liebe Papa weiß nichts vom bösen Papa. Jedenfalls habe ich bisher nicht erkennen können, dass er irgendeine Ahnung davon hat, mit welchem Hass er dich verfolgt. Allerdings glaubt man heute, oder einige Spezialisten glauben das, es muss schon eine Prädestination für diese durch einen Schlaganfall ausgelöste Schizophrenie vorliegen. Der Gehirnschlag verhilft einer Lebensweise oder Lebenseinstellung zum Ausbruch, die latent immer vorhanden war.

Vater hat so viele Schizophrene behandelt, da musste er selbst einen stabilen Charakter behaupten, an dem sich die Patienten abarbeiten und ausagieren konnten. Ich habe ihn manchmal einfach für gefühlsarm gehalten. Später habe ich gewusst, dass er etwas unterdrückt, eine Verletzung, von der er nie erzählt hat."

„Du meinst also", fragte Karla, „solange Papa mit all den Irren zu tun hatte, konnte er normal bleiben, weil die das für ihn übernommen haben."

„Es könnte so sein", sagte Charlotte langsam. „Gleichzeitig müssen ihn diese Menschen, die von sich glauben, viele zu sein, fasziniert haben, sonst wäre er nicht über dreißig Jahre in der Klinischen Psychiatrie geblieben."

Karla atmete laut. Charlotte spürte, wie schwer es ihr fiel, auf die ältere Schwester angewiesen zu sein.

„Das erklärt aber nicht, warum er ausgerechnet mir droht, dass er mich umbringen will. Warum droht er nicht auch dir?"

„Ich glaube, auf diese Frage gibt es mehrere Antworten."

Charlotte warf Karla einen fragenden Blick zu und schwieg eine Weile.

„Mich hat er nie bewundert. Dazu war ich ihm zu ähnlich. Von mir hat er nicht weniger erwartet als von sich selbst. Er hat mich nicht gerade zimperlich behandelt. Das mag nun sonderbar klingen, gerade weil ich eher sein Aschenputtel war, konnte er mich in seiner Vorstellungswelt rechtzeitig in Sicherheit bringen."

Karla schnitt eine Grimasse und ließ die Mundwinkel nach unten fallen: „Glaubst du, ich sollte Papa in die Psychiatrie einweisen lassen?"

„Wenn du dich dann besser fühlst", antwortete Charlotte.

Hertha

Er mochte diese Besuche nicht. Schon im Büro stieg ihm der muffige Geruch schlecht gelüfteter Wohnungen in die Nase. Er kannte ihn aus seiner Kindheit. Damals roch er nach Großmutter, roch geheimnisvoll und ein wenig erregend. Damals erschien ihm ein langes Leben voller Abenteuer.

Er bewunderte seine Großmutter dafür, dass sie in jener fernen Zeit gelebt hatte, die er nur aus dem Fernsehen kannte. Er versuchte sich vorzustellen, dass jenes Mädchen im Matrosenkleid, mit den langen geflochtenen Zöpfen, das zwischen der erstarrten Mutter im hochgeknöpften schwarzen Kleid und dem streng blickenden Vater im eng sitzenden Gehrock posierte, seine Großmutter war, also jene alte Dame, die darauf bestand, beim Essen eine Serviette auf den Schoß zu legen und der zuweilen ein kleiner Pups entfuhr. Als Knabe, wie sie ihn damals nannte, stahl er sich davon, um in ihren Schränken und Regalen zu kramen, alte Briefe, deren Schrift er nicht entziffern konnte, in der Hand herumzudrehen, in Leder gebundene Bücher, deren Titel er sonderbar fand, behutsam aufzublättern und mit der Nase über die Seiten zu schnüffeln. Damals mochte er diesen modrigen Geruch, der von einem Leben zu erzählen schien, das zum Greifen nah vor ihm lag und doch mit jeder auffliegenden Staubflocke entschwand. Nachts zu Hause in seinem Bett lag er mit geschlossenen Augen und stieß die Tür zu Großmutters Dachboden auf. Uralte Feuchtigkeit verströmte einen fauligen Duft, der in wackelige Sessel, vergilbte Bettlaken und Stapel von Zeitschriften gedrungen war.

Hatten sie die Großmutter besucht, war seine Mutter, kaum dass sie ihre eigene Mutter begrüßt hatte, in die Wohnung gestürmt und hatte die Fenster aufgerissen. „Erst mal lüften!", hatte sie gerufen, als hätte sie gerade eine feindliche Burg erobert. Horst hatte sich für die Mutter geschämt. Die Großmutter hatte das Verhalten ihrer Tochter ignoriert und ihn gleich mit in die Küche genommen. Nach der langen Fahrt müsse er hungrig und durstig sein. Heute war Horst die abgestandene Luft, die aus alten Teppichen und großen Schlafzimmerschränken strömte, unangenehm. Heute war er es, der in fremde Wohnungen eindrang. Heute erinnerte ihn der modrige Geruch an Verfall.

Fünfzehn Uhr, Hertha Rudowsky, Friesenstraße 23, stand in seinem Terminkalender.

Horst war Richter am Pflegegericht und das Einzige, was er seiner Großmutter nicht verzeihen konnte, war sein Name. Sie hatte ihn in Erinnerung an ihren im Krieg gefallenen Mann bei seinen Eltern durchgesetzt.

„Du hast Glück gehabt, sie hätten dich sonst Dieter genannt", hatte sie seine wütend hervorgepresste Anschuldigung besänftigt.

„Diiiiedä", zog die Großmutter die Buchstaben lang, „oder Detlev, ja, Dättläff war auch ein Favorit."

Horst hatte sich mit der Sachbearbeiterin vom Pflegedienst vor der Haustür verabredet. Er war froh, nicht alleine hineingehen zu müssen. Der muffige Geruch in seiner Nase ließ ihn an beschmierte, faltige Hintern denken, obwohl er so etwas noch nie gesehen hatte. Im Altenheim, in dem er seine Großmutter besucht hatte, hatte er rechtzeitig wegschauen können.

Horst wartete vor dem Haus. Er war mit der Straßenbahn aus der Innenstadt gekommen. Für das Fahrrad war es noch zu kalt. Außerdem fürchtete er, mit dem Vorderrad zwischen den Straßenbahnschienen hängen zu bleiben und zu stürzen. Er war kein sportlicher Mensch. Horst war wie immer vor der verabredeten Zeit da. Er ertrug den Gedanken nicht, dass jemand auf ihn warten musste, deswegen kam er meist zu früh. So konnte er den Herbeieilenden ruhig in Augenschein nehmen, konnte abwarten, was dieser zu sagen hatte. Wer als Erster da war, musste das Gespräch nicht beginnen.

Frau Hansen vom Pflegedienst hatte ihm berichtet, dass Hertha von fremden Männern, die in ihre Wohnung eindrangen und ihr Geld klauten, erzählte, dass sie sich nicht daran erinnern könne, was sie am Tag zuvor gemacht habe oder ob sie zu Mittag gegessen hatte. Der Pflegedienst betreute Frau Rudowsky seit zwei Jahren. Ihrem Hausarzt war aufgefallen, dass sie ihre Medikamente nicht regelmäßig nahm. Es war nur eine Frage der Zeit, wann sie anfangen würde, ihr Kurzzeitgedächtnis zu verlieren.

„Mich erkennt sie zumindest noch", hatte Frau Hansen erklärt. „Wahrscheinlich hat Frau Rudowsky den Termin ohnehin vergessen, wenn sie überhaupt ihre Post aufgemacht hat."

Er hatte Frau Hansen in seine Amtsstube bestellt. Normalerweise erledigte Horst Gespräche über betreuungsbedürftige Alte telefonisch. Aber diese kleine junge Frau mit den blondgefärbten Haaren brachte so viel Leben mit, dass er sie unbedingt ganz nah bei sich haben wollte. Er hoffte, dass die alten Aktenschränke und der schwere Schreibtisch anders aussehen würden, wenn sie wieder gegangen war. Frau Hansen war so eine, die kein Blatt vor den Mund nahm.

„Frau Rudowsky vergisst mittlerweile das Klo zu spülen. Wenn man sie darauf anspricht, behauptet sie, sie wolle

Wasser sparen. Wir haben Glück, dass sie überhaupt noch drauf kommt, aufs Klo zu gehen", berichtete sie, während sie mit ihren schlanken Fingern, an denen sie große silberne Ringe trug, durch die Formulare blätterte.

Horst stand vor dem gelbgeklinkerten Haus und blickte verstohlen die Straße hinauf und hinunter. Angespannt wartete er auf die blondgefärbte junge Frau vom Pflegedienst, darauf, dass sie wie immer ein wenig zu spät und immer ein wenig abgehetzt auf ihn zustürzte. Sie gab ihm das Gefühl, als hätten sie eine persönliche Verabredung.

Als sein Handy klingelte, wusste er, wer dran war.

„Es tut mir leid. Ich bin zu einem Notfall gerufen worden", erklärte Frau Hansen atemlos. „Die alte Dame ist gestürzt und will nicht ins Krankenhaus. Ich kann sie doch nicht einfach auf die Bahre binden lassen. Ich muss sie jetzt erst beruhigen, dass wir jemanden finden, der sich um ihren Piepmatz kümmert und dass sie wieder nach Hause darf. In einer Stunde könnte ich da sein."

Mühsam versuchte Horst, die Enttäuschung in seiner Stimme zu verbergen.

„Das geht nicht, in einer Stunde bin ich auf dem Weg zum Gericht. Das ist jetzt wirklich ärgerlich."

„Ja, ich weiß, tut mir auch total leid. Aber könnten Sie nicht alleine hineingehen? Ich habe mit Frau Rudowsky heute morgen ja noch telefoniert und ihr Bescheid gesagt, dass wir kommen. Vielleicht erinnert sie sich. Und wenn Sie sagen, dass Sie kommen, um zu prüfen, ob sie noch alle Tassen im Schrank hat", lachte Frau Hansen, „dann lässt sie Sie bestimmt rein." Frau Hansen ließ ihm keine Zeit zu antworten. „Rufen Sie mich an, wenn Sie nichts erreicht haben. Dann machen wir einen neuen Termin. Ich kann jetzt wirklich nicht. Ja."

Horst war verärgert. Sie hatte ihn überhaupt nicht zu Wort kommen lassen. Er überlegte kurz. Am liebsten wäre er wieder gegangen, hätte am Nachmittag den Pflegedienst angerufen und gesagt, Frau Rudowsky habe die Tür nicht aufgemacht. Das konnten die ohnehin nicht überprüfen, wenn die alte Dame so verwirrt war, wie sie behaupteten. Es wäre ein Leichtes gewesen, hätte Horst nicht Gewissensbisse bekommen. Er wäre sich schäbig vorgekommen, auf Kosten einer verwirrten alten Dame zu lügen. So etwas tat er nicht. Er hätte gleich einen neuen Termin machen sollen. Es war nicht richtig, dass Frau Hansen ihn im Stich ließ.

Horst rückte seine Brille auf der Nase zurecht. Er trug dieses schwarz gerandete, wie eine Schublade aussehende Brillengestell nun schon seit zwei Jahren und immer noch kam ihm sein Spiegelbild fremd vor, aufgesetzt. Er wünschte sich seine alte Nickelbrille zurück, die er in seiner Studienzeit unter den braunen Locken getragen hatte.

Horst drückte auf die Klingel. Der schrille Ton erinnerte ihn an den dunklen Hausflur des Mietshauses, in dem sein Freund Christoph gewohnt hatte. Die Schritte klangen klebrig, wenn man über das graue Linoleum ging.

Horst wartete. Er gab Hertha ein wenig Zeit. Vielleicht war sie gerade auf der Toilette. Er wollte nicht riskieren, dass sie stürzte.

Nach einigen Minuten klingelte er wieder. Vielleicht war sie eingeschlafen. Vielleicht stand sie morgens früh auf und machte nach dem Mittagessen ein Nickerchen.

Horst drückte etwas länger auf die Klingel. Er spürte die Erleichterung, weil sich wieder nichts tat. Er wartete fünfzehn Minuten. Zuletzt drückte er alle zehn Sekunden auf den Klingelknopf. Fast hätte er ihm eine Melodie entlockt. Wieder bedauerte Horst, dass er nicht pfeifen konnte.

Da sah er eine alte Dame mit flottem Schritt auf das Haus zulaufen. Sie trug einen weit geschnittenen beigen Trenchcoat. Das graue Haar war akkurat kurz geschnitten. Einige Meter vom Haus entfernt begann sie in einer großen Ledertasche zu wühlen. Die rot geschminkten Lippen zogen eine Schnute. Horst schätzte sie auf Anfang sechzig. Frau Rudowsky war vierundsiebzig.

„Entschuldigen Sie", sagte Horst zögernd, weil er sich ärgerte, dass er so lange gewartet hatte. „Entschuldigen Sie, wohnt hier Frau Rudowsky?"

Die Frau mit den kurz geschnittenen grauen Haaren stand jetzt neben ihm, schien ihn aber nicht zu hören. Sie wühlte weiter in ihrer Tasche.

„Entschuldigen Sie." Horst versuchte es noch einmal, obwohl er wusste, dass man alte Leute, die etwas suchten, nicht stören sollte.

„Sagen Sie, ich suche eine ..."

„Da bist du ja", sagte die Frau und zog ein braunes Lederetui hervor, aus dem etliche Schlüssel heraushingen.

Horst blickte in ein paar hellbraune Augen, die ihn verwundert ansahen. Die alte Dame hatte ihn erst jetzt bemerkt. Ihre Wangen schimmerten rosig.

„Zu wem möchten Sie denn?", fragte sie. „Ja, ich möchte zu Frau Rudowsky. Die wohnt doch hier?", fragte Horst beinahe entschuldigend.

Die Frau blickte auf Horsts Finger neben dem Klingelschild.

„Ja", lachte sie, „Frau Rudowsky, das bin ich."

Sie steckte den Schlüssel in die Haustür. „Ich habe jetzt leider keine Zeit für Sie. Ich erwarte Besuch."

Horst räusperte sich. „Ja, ich. Es tut mir leid."

„Dann kommen Sie doch einfach morgen wieder." Hertha

öffnete die Tür, zog den Schlüssel ab und verschwand im Flur.

Horst folgte ihr. Er war überrascht, wie hell der Flur war, wie viel Licht die Glasbausteine am anderen Ende ins Treppenhaus ließen. Er folgte Hertha stumm die Treppe hinauf.

Als sie den Schlüssel in das Wohnungstürschloss steckte, sprach er sie erneut an.

„Frau Rudowsky, Frau Hansen hat den Termin gemacht."

Hertha drehte sich erstaunt zu ihm um.

„Welchen Termin? Ich erwarte jetzt Besuch."

„Genau." Horst nickte. „Ich soll Ihnen von Frau Hansen ausrichten, dass sie leider nicht kommen kann. Es tut ihr wirklich sehr leid, aber sie muss einer alten Dame helfen, die gestürzt ist."

„Schrecklich nicht, wie viele alte Leute heutzutage stürzen." Hertha dachte einen Moment nach. „Ich bin noch nie gestürzt."

„Da haben Sie aber Glück gehabt", antwortete Horst, der froh war, dass sich zwischen ihnen ein Gespräch entspann.

„Glück, sagen Sie, nein, Glück ist das nicht. Ich gehe jeden Tag spazieren. Ich habe kräftige Muskeln, was denken Sie. Täglich die Treppen rauf und runter. Ich bin mein Lebtag nicht mit einem Aufzug gefahren, wenn es sich vermeiden ließ. Die Menschen sind ja so bequem geworden."

Hertha schürzte die rot gemalten Lippen.

„Nun ja", versuchte Horst einzulenken, „die Knochen werden einfach poröser im Alter. Da kann man nichts machen."

„Wenn die Muskeln stark genug sind, dann macht das nichts. Dann kann man sich bis ins hohe Alter selbst auf den Beinen halten."

Hertha warf Horst einen triumphierenden Blick zu. Dann drehte sie sich um und verschwand in der Wohnung.

Horst reagierte zu langsam. Er musste klingeln.

Es dauerte ein paar Minuten, bis Hertha die Tür öffnete. Sie hatte den Trenchcoat abgelegt.

„Ja", sagte sie und Horst wusste nicht, ob es nach einer Frage oder Feststellung klang. „Ich bin eben nicht ganz zu Ende gekommen."

Horst fühlte, dass er jetzt einen Hut hätte ziehen müssen. Er hatte noch nie einen Hut getragen.

„Wie ich schon sagte, Frau Hansen lässt sich entschuldigen."

„Ja, das sagten Sie schon", unterbrach Hertha ihn. „Deswegen, also daher bin ich heute alleine gekommen."

„Ja, das sehe ich."

Herthas hellbraune Augen, die ein wenig wässrig schimmerten, blickten Horst unverwandt an, als wartete sie auf eine wirkliche Mitteilung.

„Mein Name ist Michaelis, Horst Michaelis", wiederholte er mit einer angedeuteten Verbeugung, „ich komme vom Pflegegericht."

„Ja, stimmt, wir waren verabredet." Hertha wurde munter. „Na, denn kommen Sie mal rein, junger Mann."

In Herthas Wohnung war die Zeit stehen geblieben. Horst wunderte sich, dass er davon so wenig roch. Es war kühl und nur wenn er die Luft deutlich einsog, roch er alte Tapete. Im Wohnzimmer, in das sie ihn sogleich führte, ohne ihm Gelegenheit zu geben, seinen Mantel abzulegen, standen schwere Eichenmöbel, original Gelsenkirchener Barock. Horst konnte nicht entscheiden, ob die dunkle Schrankwand das Zimmer kleiner oder größer machte. Hertha bot ihm einen Sessel an, dessen hell- und dunkelgrün gestreifter Bezug zwar ausgeblichen, aber kaum verschlissen war. Viele Menschen hatte er nicht ertragen müssen. Horst setzte sich, ohne seinen Mantel abzulegen. Er wollte Hertha nicht verstören, sie nicht merken lassen, dass sie vergessen hatte, ihm die Garderobe zu zeigen.

Das Wohnzimmer war durch die breite Fensterfront erfreulich hell. In den weißen Stores verfing sich ein Strahl der ersten Frühlingssonne. Hertha war seinen Augen gefolgt.

„Die Gardinen wasche ich einmal im Jahr, immer im Frühling. Ich habe so eine Trittleiter."

Horst war es unangenehm, dass Hertha sich kontrolliert fühlte.

„Ja, man sieht, dass Sie Ihre Wohnung gut in Schuss haben."

Hertha starrte immer noch auf die Gardinen.

„Ich dachte eben nur, wie schön, dass die Sonne hier reinscheint", sagte Horst.

„Ja, im Sommer muss man die Gardinen vorziehen. Die Sonne bleicht mir ja die ganzen Polster aus." Hertha überlegte einen Moment. „Früher hatten wir einen Balkon und einen großen Sonnenschirm. Da haben wir sonntags immer Kaffee getrunken. Meine Mutter hat selbst gebacken. Die hätte nie Kuchen in der Konditorei gekauft. Das duftete in der ganzen Wohnung. Das war, bevor wir ausgebombt wurden."

Hertha sah auf den länglichen Couchtisch.

„Ach, ich habe Ihnen ja gar nichts angeboten. Darf ich Ihnen einen Cognac anbieten? Meine Mutter hatte immer eine Flasche Cognac für Gäste im Haus."

Horst wehrte mit den Händen ab. Seltsamerweise fiel ihm auf, dass er keinen Ehering trug. Wenn sein Vater mit den Händen gestikulierend seine Reden untermalte, war ihm jedes Mal der goldene Ehering aufgefallen.

„Nein, danke." Horst räusperte sich. „Sie wissen doch, warum ich hier bin?"

Hertha ignorierte seine Frage. „Dann vielleicht eine Tasse Tee?"

Ohne seine Antwort abzuwarten, ging sie in die Küche.

Horst stand auf und legte den Mantel ab. Er hätte zwar das Recht gehabt, ihr zu folgen, es war ihm aber peinlich.

Frau Hansen hatte ihm berichtet, dass Hertha zu essen vergaß. Einmal habe die Pflegerin, die morgens kurz vorbeikam, um Hertha ihre Medikamente zu geben, sie völlig apathisch angetroffen. Wann sie das letzte Mal etwas gegessen habe, die Frage konnte Hertha nicht beantworten. Das Brot in der Brottruhe war verschimmelt. Die Pflegerin packte ihr eigenes Brötchen aus. Hertha verschlang es wie ein Mensch, der seit Wochen hungerte. Seitdem achtete die Pflegerin darauf, dass Hertha frühstückte und genügend trank, wenn sie ihre Medikamente nahm. Eigentlich war das nicht ihre Aufgabe. Einmal war Hertha in Tränen aufgelöst, weil ihr Wellensittich entflogen war. Niemand habe gewusst, ob sie je einen Wellensittich besessen hatte. Ein anderes Mal habe Hertha ein Bündel mit Hundertmarkscheinen auf ihrer Anrichte liegen lassen. Sie habe sich einen neuen Fernseher kaufen wollen. Einen Tag später habe sie sich an nichts erinnern können. Die Hunderter waren verschwunden. Hertha ging zwar einkaufen und putzte ihre Wohnung, wenn man sie aber danach fragte, antwortete sie, dass sie nun endlich mit dem Frühjahrsputz beginnen müsse. Hertha gab diese Antwort nun schon seit einem halben Jahr.

Dies alles hatte Frau Hansen ihm hastig berichtet, als sie vor seinem Schreibtisch auf dem grün gepolsterten Stuhl saß. Er hatte sich gefragt, wann sie Atem holte.

Hertha kam mit einer Teekanne in der Hand wieder ins Wohnzimmer. Horst sah, dass sie Teebeutel benutzte. Hertha stellte die Kanne auf einen Bastuntersetzer. Aus dem

Schrank holte sie eine Tasse.

„Das wäre aber nicht nötig gewesen", sagte Horst, der sich schnell gesetzt hatte, als er Hertha den Flur entlangkommen hörte.

Den Mantel hatte er über die Armlehne gelegt. Wenn er ihn vergaß und sich zurücklehnte, würde er ihn zerknittern.

Horst holte einen Notizblock aus seiner Aktentasche. Er war verpflichtet die Unterhaltung mit einem möglichen Pflegefall zu protokollieren.

„Ich muss mir ein paar Notizen machen", sagte er entschuldigend.

„Können Sie Steno?", fragte Hertha.

„Steno, nein, leider nicht."

„Ich war die beste in meiner Handelsschulklasse. So schnell wie ich konnte keine andere stenographieren."

„Ja, genau, Sie haben die Handelsschule absolviert." Horst nickte. „Ich muss Sie aber erst noch fragen, wie Sie heißen. Das ist nur so eine Formalität", erklärte Horst mit einem verlegenen Lächeln.

„Ja, das muss wohl sein." Hertha grinste schelmisch. „Wenn Sie das nicht wüssten, dann wären Sie nicht hier."

„Genau, Frau Rudowsky."

„Hertha Rudowsky", korrigierte sie Horst mit erhobenem Zeigefinger. „Geboren am 14.7.1930 in Stettin. Einziges Kind von Paul und Waltraut Rudowsky. 1944 Übersiedelung nach Waldhausen im Bayrischen Wald. Einquartierung beim Bauer Mähringer. 1945 Übersiedelung nach Bremen. 1947 Abschluss an der Handelsschule Bremen. Von 1947 bis 1995 angestellt beim Speditionsunternehmer Kröger. Seit 1995 im Ruhestand. Möchten Sie noch eine Tasse Tee?", fragte Hertha freundlich.

„Ja, ja bitte." Am liebsten hätte Horst seinen Notizblock

wieder in die Tasche gesteckt. Ein paar Fragen musste er ihr noch stellen.

Hertha war aufgestanden, um ihm Tee einzuschenken. Sie beugte sich zu ihm hinunter. Horst erkannte den Duft, kühl und blumig. Eau de Cologne hatte sich seine Mutter von ihm zum Muttertag gewünscht, die kleine Flasche, damit er nicht sein ganzes Taschengeld dafür ausgeben musste.

„Was haben Sie gestern Abend im Fernsehen gesehen?"

Hertha hielt immer noch die Teekanne in der Hand. Er hatte sie überraschen wollen. Hertha antwortete nicht und stellte die Teekanne wieder auf den Tisch. Sie hatte ihm den Rücken zugewandt. Unter dem grünen Rollkragenpullover zeichneten sich die Träger ihres Büstenhaltes ab. Hertha hatte eine schlanke Figur wie jemand, der nur aß, um satt zu werden, nicht weil es ihm schmeckte.

Horst war sich nicht ganz sicher, ob Hertha seine unvermittelte Frage verstanden hatte. Sie setzte sich wieder auf die Kante des Sessels. Die Hände faltete sie in ihrem Schoß. Hätte sie einen Rock getragen, hätte sie ihn sicher glatt gestrichen.

„Ich habe gestern kein Fernsehen geguckt. Ich gucke nicht oft Fernsehen. Da kommt doch immer nur derselbe Quatsch. Oder gab es gestern etwas Interessantes?"

Herthas hellbraune Augen sahen Horst erwartungsvoll an.

„Nein, ich habe gestern nur die Tagesthemen gesehen", antwortete Horst und wurde ein ganz klein wenig rot, weil er log. Er verbrachte abends viele Stunden vor dem Fernseher. Manchmal ließ er das Ding einfach laufen, selbst wenn er Akten durchsah.

„Ich gehe früh ins Bett. Das habe ich schon immer gemacht. Der Mensch ist ein Gewohnheitstier. Mit meiner Mutter habe ich mir jeden Tag die Tagesschau angeguckt und dann noch ein bisschen von dem Programm, was danach kam. Dabei ist sie immer eingeschlafen. Ich habe dann den Fernseher ausgeschaltet und mich um den Haushalt gekümmert. Da bin ich tagsüber nicht so recht zu gekommen. Meine Mutter war pflegebedürftig. Das nahm ziemlich viel Zeit in Anspruch. Lebt Ihre Mutter noch?"

Horst fühlte sich ertappt. Während er Hertha auf den Prüfstand stellte, nahm sie an seinem Leben Anteil.

„Ja, meiner Mutter geht es gut. Danke." Wieder log er Hertha an, wieder hätte sie die leichte Röte in seinem blassen Gesicht sehen können. Horst hatte schon seit Wochen nicht mehr mit seiner Mutter telefoniert. Er wusste auch gar nicht, ob sie nicht wieder auf Reisen war. Manchmal bekam er eine Postkarte aus Prag, Madrid oder Venedig. Es verstörte ihn, dass seine Mutter, seit der Vater gestorben war, Pläne schmiedete und im Rentnerbus quer durch Europa reiste. Die Eltern hatten im gemeinsamen Urlaub Erholung gesucht und waren an die Nordsee oder in den Schwarzwald gefahren.

„Wann ist Ihre Mutter gestorben?", fragte Horst.

„Das war im Sommer 2002. Es war fürchterlich heiß draußen. Ich habe ihr den ganzen Tag kalte Umschläge gemacht. Sie hat gestöhnt und gesagt, ich soll die Heizung runterdrehen. Meine Mutter hat ja alles durcheinanderbekommen. Jeden Tag musste ich ihr ihren Schmuck zeigen, weil sie glaubte, ich hätte sie bestohlen. Ihre Schwester hat im Krieg mal eine ihrer Broschen gegen Kartoffeln eingetauscht. Das hat sie alles durcheinandergebracht. Ich habe ihre Hand gehalten, als sie starb."

„Haben Sie Kinder?"

Horst war die Frage herausgerutscht. Er wusste, dass Hertha nie geheiratet hatte. Er bereute sofort, sie in diesem

Moment an ihre Kinderlosigkeit und einen einsamen Tod erinnert zu haben.

„Nicht dass ich wüsste", antwortete Hertha mit ihrem schelmischen Lächeln. „Wir Frauen wüssten das. Bei euch Männern ist das ja anders. Da ist man vor Überraschungen nie gefeit."

Peinlich berührt fragte Horst, ob er die Toilette benutzen dürfte.

„Selbstverständlich. Ich zeige sie Ihnen. Sie wollen sich sicher ein bisschen umsehen."

Hertha führte ihn in ihr Badezimmer.

„Lassen Sie sich ruhig Zeit", sagte sie und schloss die Tür hinter ihm. Seine Mutter war die letzte Frau gewesen, die die Badezimmertür hinter ihm geschlossen hatte. Es roch nach Eau de Cologne und nach Scheuermittel.

Horst hob den Deckel der Toilette hoch. Unten hatte sich ein bräunlicher Rand in das weiße Porzellan gefressen. Die weiße Schüssel war sauber. Auf dem schwarzen Sitz konnte er keine Flecken entdecken. Trotzdem mochte er sich nicht hinsetzen. Sein Urin roch nach dem Kaffee, den er morgens trank. Im Wandschrank entdeckte er mindestens dreißig säuberlich aufeinandergestapelte Toilettenpapierrollen. Vielleicht ein Sonderangebot wie die sieben Flaschen Scheuermittel und die Packungen Haushaltsschwämme, die im unteren Regal standen. Das reichte nicht, um ihr Pflegestufe Eins zu bescheinigen und Hertha für mehrere Stunden täglich eine Betreuerin zu genehmigen. Er würde sich noch ihre Kontoauszüge zeigen lassen und fragen, wo sie hergekommen war, bevor sie sich vor der Haustür getroffen hatten.

Als er an der Garderobe vorbeikam, sah er seinen Mantel dort hängen. Auf dem Schränkchen darunter lagen ordentlich nebeneinander Schlüsselbund und Portemonnaie. Horst hätte sich das Schlafzimmer zeigen lassen müssen, hielt es aber nicht für notwenig.

„Mein Vater hat auch immer im Stehen gepinkelt. Das war früher völlig normal. Der hätte uns für verrückt erklärt, wenn wir von ihm gefordert hätten, dass er sich wie eine Frau hinsetzen soll. Ich weiß wirklich nicht, warum die jungen Frauen die Männer nicht im Stehen pinkeln lassen."

Hertha sah Horst prüfend an. „Die Hände hat er sich auch nie gewaschen."

Horst guckte unwillkürlich auf seine Hände. War ihre Direktheit ein Zeichen von Demenz?

„Wo kamen Sie vorhin her, als wir uns unten an der Tür trafen?", fragte er eine Spur zu streng.

„Ich gehe viel spazieren. Jetzt habe ich wieder Zeit für so was, seit meine Mutter gestorben ist. Ich habe sie rund um die Uhr betreuen müssen, konnte sie gar nicht mehr alleine lassen. Ich brauchte nur ein paar Minuten aus dem Zimmer sein, sofort rief sie nach mir. Das war wie bei einem kleinen Kind. Ich selbst hatte keine eigenen Kinder", erklärte Hertha, als wüsste Horst das nicht schon längst. „Irgendwann hat sie einfach nur noch gerufen. Da hat sie mich gar nicht mehr erkannt. Manchmal hat sie mich für ihre Mutter gehalten. Na, so was ähnliches war ich da ja auch für sie."

Hertha sah auf die Uhr. „Wissen Sie, wenn ich mal dement werde, dann will ich in ein Pflegeheim. Den Pflegern ist es egal, für wen man sie hält. Ich habe mir auch schon eins rausgesucht." Hertha stand auf. „Wollen Sie mal sehen?"

„Ein anderes Mal."

Auch Horst erhob sich aus seinem Sessel.

„Ich muss jetzt gehen. Ich müsste sie nur noch fragen, wie alt Sie sind."

„Das wissen Sie doch, junger Mann", antwortete Hertha neckisch und ging auf Horst zu. „Ich bin am 14.7.1930 in Stettin geboren. Nun rechnen Sie mal schön selbst oder lernt man das auch nicht mehr in der Schule?"

„Doch, doch."

Horst hatte das dringende Bedürfnis, Herthas Wohnung zu verlassen.

„Eine Dame fragt man nicht nach ihrem Alter. Aber von Höflichkeit haltet ihr jungen Kerle heute auch nichts mehr." Horst spürte Herthas Einsamkeit. Er hatte sie gekränkt.

„Ich muss diese Fragen stellen", entschuldigte er sich erneut, während er nach seinem Mantel griff. „Der Pflegedienst macht sich Sorgen um Sie, ob Sie noch alleine zurechtkommen."

„Die wollen nur Geld verdienen. Glauben Sie einer alten, erfahrenen Sekretärin. Alle wollen Geld verdienen."

Horst öffnete die Tür und verabschiedete sich. Hertha folgte ihm ins Treppenhaus.

„Danke, dass Sie mich besucht haben."

Ihre Hand war weich und kalt und ein wenig zerbrechlich. Als er die Treppen hinunterlief rief Hertha ihm nach.

„Machen Sie sich wegen des Geldes keine Sorgen, da passe ich schon drauf auf!"

Horst atmete in der Frühlingsluft tief durch. Sie roch nach Herthas Eau de Cologne. Seine Großmutter war allein gestorben. Die Pflegerin hatte ihn getröstet, dass es eine Erleichterung für die Alten sei, wenn sie gehen dürften. So weit war es für Hertha noch lange nicht. Die alte Dame kam ganz gut alleine zurecht, dachte Horst auf dem Weg in sein verstaubtes Büro. Unterwegs aß er an einem Stand eine Currywurst. Hertha hätte das sicherlich unmanierlich gefunden. Frau Hansen meldete sich den ganzen Tag nicht mehr. Er war versucht, sie anzurufen, nur um ihre muntere Stimme zu hören.

Am nächsten Morgen schrieb er einen kurzen Bericht, in dem er die Einstufung von Hertha Rudowsky als Pflegestufe Eins ablehnte.

Kurze Zeit später klingelte sein Telefon.

„Rudowsky hier", sagte eine hektisch klingende Frauenstimme. „Hertha Rudowsky."

„Ja, Frau Rudowsky." Horst hatte sie nicht gleich wiedererkannt. Die Stimme klang jünger, als er sie in Erinnerung hatte.

„Es tut mir so leid", sagte Hertha. „Ich habe gerade erst Ihren Brief gefunden."

„Das macht doch nichts."

Horst verstand nicht ganz, worüber Hertha sich aufregte.

„Ich weiß auch nicht, wie das passieren konnte. Der Brief muss irgendwie zwischen die andere Post gerutscht sein. Heute habe ich die Post noch einmal durchgesehen, was davon weg kann. Und erst da habe ich den Brief vom Pflegegericht entdeckt. Das ist mir wirklich sehr unangenehm."

„Das braucht es nicht, wir haben ja ..."

Hertha hörte ihm gar nicht zu. „Ich hoffe, Sie sind nicht böse auf mich. Der Termin war ja schon gestern. Es tut mir wirklich furchtbar leid, aber da war ich gar nicht zu Hause."

Erika

Über die einzige Abwechslung am Tag schien sie sich nicht zu freuen. Ihre Pfleger, die sich morgens und nachmittags um sie kümmerten, empfing sie hin und wieder mit einem mürrischen: „Was willst du hier!"

Das war immerhin mehr als der böse, stumme Blick, den sie ihnen ansonsten zuwarf. Insofern bedeutete der alten Frau im Sessel der Besuch der Pfleger an manchen Tagen mehr als an anderen.

Erika verbrachte ihre Tage vor dem Fernseher. In der linken Hand hielt sie die Fernbedienung, die rechte lag seit dem dritten Schlaganfall schlaff in ihrem Schoß. Wenn ein Betreuer sie nachmittags fragte, was sie denn da grade sehe, grunzte Erika böse: „Geht dich nichts an."

Die Tapeten in ihrem Einzimmerappartment waren vergilbt und es roch nach kaltem Rauch, obwohl Erika vor drei Jahren schon mit dem Rauchen aufgehört hatte. Da war sie zweiundachtzig und ziemlich wütend. Die Hausleitung hatte ihr den Nikotinentzug verordnet. Wehren konnte sich die starke Raucherin dagegen nicht.

Seit sie ihr Zimmer nicht mehr verließ, hatten die Pfleger ihr Zigaretten besorgt und in Reichweite neben dem Feuerzeug auf den Tisch gelegt. Der letzte Versuch, sich ohne Hilfe eine anzuzünden, war in einem Fiasko geendet. Erika hatte ihre schönste Tischdecke, die mit orientalischen Mustern bunt bestickt war, verbrannt. Früher hatte sie das kostbare Tuch nur an Sonn- und Feiertagen aufgelegt. Ihr moslemischer Mann und ihre fünf Kinder hatten das nie gewürdigt. Der Sonntag hatte ihrem Mann nichts bedeutet und obwohl sie ihm das nicht vorwerfen konnte, hatte sie sich nie daran gewöhnen können. So erzählte es zumindest ihre Nachbarin im katholischen Witwenhaus. Sie war als erste in das Zimmer der schreienden Erika gelaufen, hatte mit bloßen Händen die kokelnden Flecken ausgeschlagen und, während Erika sich von dem herbeigeeilten Betreuer kaum beruhigen ließ, betrübt die verkohlten Flecken inspiziert.

Als Erika schrie: „Scher dich zum Teufel, du blöde Kuh!", hatte die Zimmernachbarin bedächtig die Sachen vom Tisch geräumt, die Tischdecke ordentlich zusammengefaltet und mitgenommen. Erika hatte sie nie mehr danach gefragt.

Nachdem Erika vor über zehn Jahren ins Witwenhaus eingezogen war – damals konnte sie noch laufen, wenn auch mühsam an zwei Stöcken – hatte die Nachbarin mit der Hand bewundernd über die Stickerei gestreichelt. Ein zaghaftes Lächeln war über Erikas Gesicht gehuscht und sie hatte ihr anvertraut, dass die Tischdecke ein Hochzeitsgeschenk gewesen sei, von einer ägyptischen Schwiegermutter, die sie nie kennengelernt habe. Erst habe das Geld für den Flug in die Heimat ihres Mannes nicht gereicht und dann seien die Kinder gekommen. Als seine Mutter starb, sei ihr Mann allein nach Kairo geflogen und lange dort geblieben. Sie hätte nicht mitgekonnt, da niemand in Erikas Verwandtschaft bereit gewesen sei, für ihre Mischlingskinder zu sorgen. Seit der Hochzeit mit einem moslemischen Mann habe ihre Familie nichts mehr mit ihr zu tun haben wollen, erzählte Erika mit dunkler Stimme, in abgehackten Sätzen, die kein Gefühl zuließen.

Während sie sprach, hatte sie ihre Augen an den gusseisernen Leuchter über dem runden Tisch geheftet, der einzige Gegenstand in ihrem Zimmer, den man als bemerkenswert bezeichnen konnte. Auf einem schwarzen Ring trug er sechs fein ziselierte, milchig weiße Lampenschirme, die über die kerzenförmigen Glühbirnen gestülpt wurden. Unter jeder Lampe zeigte ein spitzer Dreizack nach unten, was darauf schließen ließ, dass die Deckenleuchte ursprünglich für eine hohe Halle bestimmt war. In Erikas Zimmer nahm sie fast den gesamten Platz über dem runden Tisch ein. Den Sessel, in dem die Zimmernachbarin Erika gegenüber gesessen hatte, hatten die Pfleger mittlerweile an die Wand gerückt. Nach ihrem drittem Schlaganfall brauchten sie mehr Platz vor ihrem Sessel, damit Erika sich zum Waschen auf den Rollator abstützen konnte. Auch den runden Tisch hatten sie etwas nach hinten geschoben, so dass die orientalische Lampe jetzt teils in den Raum hinein und deutlich zu niedrig hing. Einmal hatte der Hausmeister versucht, die Kette der Lampe höher einzuhaken. Erika hatte derart unflätig zu schimpfen begonnen, dass er fürchten musste, direkt im Fegefeuer zu landen, falls er nicht nachgab.

Was die Pfleger über Erika wussten, hatten sie von Mitbewohnerinnen oder aus ihrer Akte erfahren. Die Kinder wohnten teils im Ausland und auch die, die zuletzt in der Nähe gelebt hatten, kümmerten sich nicht um die alte Mutter. Den Fehler über ihre Kinder ein Gespräch zu beginnen, machte jede Pflegerin nur einmal.

„Halt die Klappe!", blaffte Erika und machte sich danach bei der Körperpflege dermaßen steif und schwer, dass sie schnell begriffen, Erika konnte sie am ehesten schweigend ertragen.

Erika musste es zulassen, dass sich fremde Menschen ihres hinfälligen Körpers bemächtigten. Vielleicht wollte sie mit ihren unfreundlichen Worten wenigstens ihr Leben vor ihnen schützen. Sie schien es nicht ertragen zu können, dass jemand etwas Nettes zu ihr sagte, als wehrte sie sich mit aller Kraft dagegen, sich ihrem Schicksal zu ergeben, zu akzeptieren, dass sie pflegebedürftig und abhängig geworden war. Warum sollte sie da dankbar auf ein freundliches Wort reagieren. Sie hatte keine Wahl gehabt.

Missmutig verbrachte Erika ihre Tage, umgeben von den wenigen Gegenständen, die sie in das katholische Witwenheim aus ihrem alten Leben hatte hinüberretten können. Zwei braune, gepolsterte Sessel, der eine, auf dem sie saß, durchgescheuert, der andere wie unbenutzt.

Meist starrte sie auf den Fernseher, der auf einer dunkelbraunen Anrichte thronte. Weniges gab es, worauf sie bestand: Die Zigaretten und das Feuerzeug immer griffbereit auf dem Tisch, daneben der altrosa Nagellack, die Cremedose, ihr schwarzer Kajal- und ihr rotfarbener Lippenstift. Erst verschwanden die Zigaretten und dann der Nagellack. Die Pfleger hatten ihn konfisziert, nachdem sie sich damit die Lippen geschminkt hatte. Erika schien es nicht aufgefallen zu sein.

Irgendwann hatte sie aufgehört, sich jeden Morgen zurechtzumachen. Schminkte sie sich einmal doch, schimpften die Betreuer gleich. „Aber Erika, was hast du denn wieder angestellt?", und wischten mit einem feuchten Tuch über die rosige Haut der Wangen.

„Halt die Klappe!", zischte sie dann.

Einige Pfleger gab es, die Erika für eine stolze Frau hielten, eine, die es den Menschen in ihrer Umgebung nie leicht gemacht hatte, wofür sie jetzt mit ihrer Einsamkeit bezahlen musste. Dafür entschädigte sie sich bei jedem, der es gut mit ihr meinte. Selbst die Friseuse, die sie früher strahlend begrüßt hatte, weil sie es mochte, wie sie ihr den Kopf kraulte, selbst die Friseuse, die ihr immer noch das

Haar schwarz färbte, bedachte sie nun nur noch mit schrillen Aua-Rufen und: „Pass doch auf, du blöde Kuh!"

Die Visiten bei Erika wurden den Pflegern zur reinen Routine. Sie holten sie aus dem Bett, wuschen und windelten sie, bereiteten ihr das Essen und je nach Naturell sprachen sie ein paar Worte mit ihr oder schwiegen, während sie ihrer Arbeit nachgingen.

Erika schien es ohnehin egal zu sein. Nur wenn ein Mensch sich weh tat, erwachte sie aus ihrer Trance. Erika freute sich am Schmerz anderer.

Immer wieder passierte es, dass sich eine Pflegerin an einer Spitze der handgeschmiedeten Deckenleuchte den Kopf stieß, immer nachdem sie Erikas dicken Körper mit einem Waschlappen abgeseift und sich erleichtert darüber, dass die Alte auf ihrem Rollator stehen geblieben war, wieder aufgerichtet hatte. Es waren nur wenige Zentimeter, die darüber entschieden, ob sich die Spitze in die Kopfhaut bohrte oder nicht, eine leichte Neigung des massigen Körpers nach rechts.

Dann lachte Erika hämisch und schimpfte: „Pass doch auf, du blöde Kuh!"

Mitleid schien sie nicht zu kennen.

Die Ärzte hatten Erika alles genommen, was ihr Freude bereitet hatte, erst die Gesundheit und zuletzt das Rauchen. Ein einziges Stückchen Schokolade am Tag hatten sie der Diabetikerin gelassen. Es war auf ihrem Essplan vermerkt und wurde ihr morgens zugeteilt. Erika diese heißersehnte Süßigkeit geben zu dürfen, war der einzige Grund, warum die Pfleger lieber am Morgen zu ihr kamen und fluchten, wenn sie ihren Namen auf dem Schichtplan für den Nachmittag fanden. Denn dann und nur dann konnte es passieren, dass ihre harsche Stimme ungewohnt weich klang:

„Bist 'ne ganz Süße", schmeichelte Erika und streichelte mit schwerer Hand der Pflegerin zärtlich über die Wange. Und es passierte auch nie morgens, dass die Pfleger sich den Kopf am Dreizack stießen.

Albert

Vielleicht wäre er in seiner Wohnung vertrocknet, vielleicht hätte noch eine kurze Notiz in der Zeitung gestanden: „Neunundachtzigjähriger tot in Wohnung aufgefunden – Nachbarn alarmierten Polizei wegen Verwesungsgeruch." Immerhin hätte er so eine Menge Geld gespart, hätte Albert diesen einsamen Tod, der ihm nun erspart blieb, gewiss kommentiert.

Jetzt zahlte er täglich für die ambulante Pflege, dafür, dass ihm die Beine verbunden und er gewaschen wurde, dafür, dass sein Bettzeug, wenn er einnässte, gewechselt und ihm täglich eine warme Mahlzeit zubereitet wurde, und dafür, dass ihm mindestens zweimal täglich ein Mensch zugewandt war.

„Brauch ich nicht", hatte er mürrisch abgewehrt, nachdem Steffi ihn hyperventilierend in seiner Wohnung gefunden hatte. „Die wollen mir nur das Geld aus der Tasche ziehen. Ich bin zeit meines Lebens alleine klargekommen, habe niemandem was geschenkt."

Albert hatte nie eine Krankenversicherung abgeschlossen, weil das Geldverschwendung war. Albert wurde nie krank, jedenfalls war das bisher so. Der Ingenieur war gut allein zurechtgekommen, hatte sich von niemandem abhängig gemacht und hatte sein Geld zusammengehalten. Seit er nicht mehr so gut laufen konnte, kam einmal die Woche der Bankberater vorbei, um Alberts Aktienvermögen zu überprüfen. Meist stellten sie zufrieden fest, dass sein Geld gut angelegt war.

Steffi hatte den ausgetrockneten alten Mann, der ihr trotz

seines Misstrauens schon nach ihrem ersten inoffiziellen Besuch den Haustürschlüssel überlassen hatte, schleunigst ins Krankenhaus eingewiesen. Dort wurden auch die offenen Stellen an seinen Beinen behandelt, eiternde Wunden, die fürchterlich schmerzen mussten. Aber Albert kannte keinen Schmerz. Dann ging er eben gar nicht mehr aus dem Haus und in seiner kleinen Einzimmerwohnung so wenig wie möglich herum. Stundenlang saß er in seinem Wohnzimmer, blätterte in seinen Zeitungen und merkte nicht, wie lange er da saß und einfach durch das große Panoramafenster auf den Fluss starrte. Vielleicht döste er nur, vielleicht träumte er auch. Hungrig und durstig war er nur selten.

Steffi hatte Albert beim Italiener aufgegabelt. Er saß in sich zusammengesunken am Nebentisch und aß langsam seine Nudeln. Hin und wieder trank er einen Schluck Bier, andächtig, als würde er es genießen. Es war mehr als berufliche Anteilnahme, die sie zu ihm hinzog. Von seinem schmalen Gesicht mit den blauen Augen ging die Ruhe eines Menschen aus, der einverstanden war mit dem Leben, das er gelebt hatte, etwas, das sie selten bei den alten Menschen sah, die sie als Altenpflegerin betreute.

Später erfuhr sie, dass Albert früh aufgehört hatte vom Leben viel zu erwarten. Er begnügte sich mit Wenigem und das reichte ihm dann. Albert wirkte wie ein Vogel, der, auf einem Ast sitzend, das Treiben ungerührt beobachtete, froh darüber, dass er mit denen da unten nichts zu tun hatte.

Umso überraschter war Steffi als Albert sie ansprach: „Sie amüsieren sich", sagte er und sie wusste nicht, ob er fragte oder nur feststellte, dass sie und ihre Kolleginnen laut und häufig lachten.

Albert wohnte im Haus nebenan und war Stammgast bei Angelo.

„Weil Frauen zu kompliziert sind", erklärte Albert ungefragt und ohne dass Steffi ihn gleich verstand. Er könne zwar auch kochen, aber nicht so gut wie Angelo.

Albert hatte nie geheiratet. Einmal war er verlobt gewesen. Als sie ihn verließ, begann er den Frauen zu misstrauen.

Steffi sah an den vielen kleinen Falten in seinem Gesicht, dass er zu wenig trank, auch fiel ihr auf, wie wackelig Albert sich auf seinen Beinen hielt. Seit dieser Begegnung – Steffi hatte unbeeindruckt von Alberts Abwehr, er käme sehr gut alleine zurecht, den alten Mann bis zum Fahrstuhl in seinem Mietshaus gebracht – ließ sie der Gedanke, nach ihm sehen zu müssen, nicht mehr los.

So kam es, dass sie nach wenigen Besuchen, die sie unternommen hatte, um ihm ein paar Lebensmittel mitzubringen, Albert hyperventilierend in seiner Wohnung fand.

Im Krankenhaus stellte sie ihn vor die Alternative, entweder für ambulante Pflege zu bezahlen oder über kurz oder lang im Altenheim zu landen. Kein Arzt dürfte ihn mit den eitrigen Beulen an seinen Beinen entlassen, wenn die professionelle Versorgung nicht gesichert sei.

Mürrisch gab Albert nach und nur, wenn Steffi ihm garantierte, dass sie sich persönlich um ihn kümmern würde. Das konnte sie nicht. Albert willigte trotzdem ein.

Dann fragte er sie, ob sie rauche. Einen Moment fürchtete Steffi, Albert könne sich einen anderen Pflegedienst suchen, wenn sie seine Frage bejahte.

„Manchmal", antwortete sie zögernd. „Warum nur manchmal?", fragte Albert streng. „Warum nicht jeden Tag?"

„Na gut", gab sie nach, „eigentlich rauche ich jeden Tag."

„Das ist gut, das ist sehr gut", nickte Albert zufrieden.

Steffi sah ihn erstaunt an.

„Ich habe Tabakaktien", erklärte Albert, „da ist es wichtig, dass viel geraucht wird. Raucht Ihr Freund auch?"

Albert selbst hatte nie geraucht, immer maßvoll gelebt, deswegen hatte er auch keine Krankenversicherung gebraucht. In den Siebzigern hatte er die Junggesellenwohnung mit Kochnische gekauft und seitdem darin nichts verändert. Er hatte seine Sachen schonend behandelt. Die moosgrünen Stores, passend zum moosgrünen Bezug der Sessel und der Couch, sahen noch aus wie neu, fand Albert. Den mit einer dicken schwarzen Kruste überzogenen Wasserkocher musste Steffi ersetzen, um nicht das Leben ihrer Kolleginnen zu gefährden. Der Eigenbrötler ließ es murrend geschehen.

Eine Woche später kam Steffi mit der neuen Geschäftsführerin ihres Pflegedienstes, Frau Bade, vorbei. Die Wohnung hatte sie vorher gründlich geputzt, den sich mühselig abstützenden Alten immer im Nacken.

Albert verhinderte, dass sie abgewetzte Handtücher und löchrige Wäsche wegwarf. Dafür willigte er in den Kauf einer neuen Zahnbürste und einer Nagelschere ein. Einen Waschlappen brauchte er jetzt auch, forderte Steffi, sonst könne sie ihn nicht ordentlich waschen.

Am nächsten Tag genehmigte er den Erwerb eines elektrischen Rasierapparats, wurde leichtsinnig und ließ sich zu einem Aftershave überreden.

„Bei meinem Freund riecht das so gut. Da muss ich immer dran schnuppern", hatte Steffi geschmeichelt und wie ein Häschen die Nasenflügel gerümpft.

Frau Bade hatte skeptisch reagiert, als Steffi von Herrn Wegemann berichtet hatte, einem alten Mann, der glaubte, alleine zurechtkommen zu können und dann in seiner Wohnung vertrocknete. Gerade demente Menschen behaupteten das von sich. Frau Bade glaubte Steffi nicht, dass sie den Geisteszustand des alten Herren richtig einschätzte, selbst wenn er täglich die Frankfurter Allgemeine las. Eigensinnig sei nur eine höfliche Umschreibung für verwirrt, sagte Frau Bade. Außerdem sei es nicht Aufgabe des Pflegepersonals, neue Patienten zu gewinnen. Andererseits, aber das hätte Frau Bade Steffi gegenüber nie zugegeben, war ein Privatpatient lukrativ.

Als sie in Alberts Wohnung zur Pflegevisite eintrat, ließ Frau Bade Steffi kaum Zeit sie vorzustellen. Sie grüßte Albert kurz und inspizierte dann die kleine Wohnung.

Steffi besänftigte den alten Herren, dass Frau Bade sich einmal alles ansehen wolle, um sicherzugehen, dass er auch die richtige Pflege erhielt. Albert verharrte ungerührt in seinem Sessel.

Auf die Frage, wie es ihm gehe, antwortet Albert langsam: „Wie es einem fast Neunzigjährigen eben so geht."

„Für neunzig sehen sie aber sehr gut aus", sagte Frau Bade und lächelte kurz.

„Finden Sie", antwortet Albert. Frau Bade inspizierte seine offenen Beine und drückte so lange mit ihren rotlackierten Fingernägeln auf die Wundränder, bis Albert schmerzvoll das Gesicht verzog.

„Sie sind aber ein ganz Tapferer. Das muss doch höllisch weh tun", lobte Frau Bade und warf, während sie sich aufrichtete, Steffi einen vielsagenden Blick zu.

„Meinen Sie", sagte Albert und wieder wurde nicht deutlich, ob er fragte oder nur feststellte.

Frau Bades Fragen beantwortete Albert pflichtschuldig und auf das Nötigste beschränkt. Ob er verheiratet gewesen sei, wollte sie wissen.

Das hätte er den Frauen nicht antun mögen, sagte Albert, ohne eine Miene zu verziehen.

Ob er sich nicht einsam fühle.

Sollte er das, antwortete Albert.

Welcher Wochentag der heutige sei.

Mittwoch, sagte Albert und diesmal lag in seiner Stimme ein Erstaunen, über das Steffi grinsen musste.

Und welcher Monat, fragte Frau Bade.

Das sei für ihn nicht mehr so wichtig, Hauptsache, die Heizung funktioniere.

Frau Bade verband seine Beine und erklärte Albert dabei, warum ihr der Beruf als Geschäftsführerin eines Krankenpflegedienstes so viel Freude mache.

Albert hatte sie nicht danach gefragt.

Sie erklärte ihm dann noch, wie sie jetzt weiter verfahren würden, dass sie ein Pflegeprotokoll erstellen würde, um sicherzugehen, dass es ihm an nichts fehlte.

„Solange mein Geld für Sie reicht", sagte Albert.

Frau Bade griff nach ihrem Mantel, den sie auf die kleine Kommode im Flur gelegt hatte, weil Albert keine Garderobe besaß.

Als sie ihn zuknöpfte, sagte Albert: „Ich höre manchmal Stimmen."

„Was?", fragte Frau Bade erregt und warf Steffi wieder einen ihrer vielsagenden Blicke zu. „Was sind das denn für Stimmen, die sie hören?"

Frau Bade beugte sich tief zu Albert hinunter.

Mager, in sich zusammengesunken, sah er sie mit seinen hellen Augen beschwörend an.

„Ja, die sind in meinem Ohr. Ich kann niemanden sehen."

„Hören Sie die Stimmen oft?"

„Nein, nicht so oft. Meistens wenn Steffi da ist, ja."

Albert schwieg als dächte er nach und sagte dann: „Das ist, wie wenn ein Kind lacht, so piepsig klingt das."

„Haben Ihre Nachbarn Kinder?", fragte Frau Bade und notierte etwas auf ihren Block.

„Glauben Sie", antwortete Albert. Frau Bade tätschelte zum Abschied Alberts knöchrige Schulter.

„Wir werden uns jetzt um Sie kümmern."

Noch auf der Treppe erstellte sie einen Pflegeplan. Herr Wegemann sei völlig ausgetrocknet, er müsse täglich in Anwesenheit der Pfleger mindestens einen halben Liter trinken und später dann noch mal und zwischendurch auch, das müssten die Pflegekräfte streng kontrollieren. Diese Wahnvorstellungen könnten ansonsten gefährlich werden. Lachende Kinder, das hätte sie bisher allerdings noch nie gehört.

Sie hatten das Auto erreicht und stiegen ein.

Steffi versuchte abzuwiegeln.

„Mir scheint der alte Herr geistig ziemlich fit. Der sagt halt nicht alles, was er denkt. Das ist so seine Art, immer in Andeutungen zu sprechen. Er ist ein bisschen hinterlistig, manchmal da hat er so einen trockenen Humor. Das versteht man nicht gleich."

„Das kann genauso gut eine Masche sein, um Unsicherheit zu verbergen. Ich habe schon Patienten erlebt, die konnten sich überhaupt nicht mehr orientieren, haben aber immer so geantwortet, als wüssten sie genauestens Bescheid."

„Also, ich weiß nicht", begann Steffi, als ihr Handy klingelte – eine piepsende metallisch klingende Kinderstimme drang aus ihrer Umhängetasche: „Bad Roboter, bad Roboter."

Steffi lachte. „Klingt genau wie die Kinderstimmen, die Herr Wegemann hört, wenn ich da bin."

Die Knöchel an Frau Bades Händen, mit denen sie das

Lenkrad umklammerte, färbten sich langsam weiß.

Es mochte zwei Monate später gewesen sein, als Steffi einen Anruf von einer der Pflegekräfte bekam.

„Steffi, du musst ganz schnell kommen. Herr Wegemann – wir mussten ihn mit Blaulicht ins Krankenhaus einliefern. Ich glaube, der stirbt."

Albert war in seiner Wohnung zusammengebrochen. Die herbeigerufene Ärztin stellte einen Zuckerschock fest und ließ gleich den Krankenwagen kommen. Herr Wegemann war nicht mehr ansprechbar und wurde auf die Intensivstation gebracht. Dort bekam er Glukose.

Als Steffi an sein Bett trat, röchelte Albert wie ein Sterbender. Sie hielt seine Hand und wartete. Allmählich ging sein Atem wieder langsamer, die Hände wurden wärmer.

Albert schlug die Augen auf, sah sich erstaunt im Krankenzimmer um und fragte dann.

„Oh Steffi, bin ich jetzt tot?"

Steffi lachte erleichtert.

„Nein, Herr Wegemann, Sie sind im Krankenhaus. Sie sind nicht tot."

Albert verzog keine Miene. Er schloss die Augen.

„Wenn Sie meinen", sagte er.

Rosa

„Wie schön, dass du mich mal besuchen kommst", begrüßte Rosa ihren Sohn strahlend, stellte sich auf die Zehenspitzen und drückte ihm einen dicken Kuss auf die hingehaltene Wange.

„Na, dann komm mal rein. Ich mache uns eine schöne Tasse Tee."

Geschäftig ging Rosa in dem kleinen Flur voraus. Holger wischte mit seinen kräftigen Fingern schnell über die Wange, wischte den rosafarbenen Halbmond, den die vollen, kühlen Lippen der Mutter dort hinterlassen hatten, verstohlen weg. Hätte die Mutter die kleine Geste gesehen, hätte sie sicher gelacht und kokett den Finger gehoben.

Carmen, seine erste Frau, die sich nach über zwanzig Jahren von ihm getrennt hatte, – die Ehe war kinderlos geblieben und Carmen nicht länger bereit, Büro und auch das Bett mit demselben Mann zu teilen, weswegen er sich für die letzten Jahre seiner Selbständigkeit eine Sekretärin hatte suchen müssen – Carmen hatte keine Sekunde verstreichen lassen, um ihn nach dem mütterlichen Kuss auf das Mal hinzuweisen. Du hast da was, hatte sie jedes Mal so laut geflüstert, dass er fürchtete, die Mutter könnte sie hören, und ihr Gesicht zu einer hässlichen Fratze verzogen, während sie mit Mittel- und Zeigefinger einen unsichtbaren Flecken von ihrer Wange kratzte. Wenn Carmens Lebensinhalt nicht seine Erziehung gewesen wäre, dann hätte sie ihren Mann nicht fluchtartig verlassen müssen, weil sie plötzlich erkannte, dass sie niemals Erfolg haben würde. Carmen hatte nicht länger ertragen, was sie anfangs an ihm geschätzt hatte – seine Nachsichtigkeit und dass er ängstlich war.

Holger hatte sich selbst als Fünfzehnjähriger noch vor seinen Freunden von der Mutter küssen lassen, egal, wie peinlich ihm das war. Seit dem frühen Tod des Vaters sah er sich manchmal an seiner statt. Seine drei jüngeren Brüder hatten weniger Skrupel. Blitzschnell drehten sie die Wange aus der Schusslinie, so dass der rosafarbene Angriff im Nichts endete.

„Ich mach dir erst mal eine schöne Tasse Tee", wiederholte Rosa, während sie den Flur zum Wohnzimmer hinunterlief. War sie wieder etwas kleiner geworden? Die Mutter war nie besonders groß gewesen, eine kleine, kompakte Frau, die sich rührend um ihre Söhne kümmerte. Seine jüngeren Brüder hatten die Mutter schnell überragt. Er, der Älteste, hatte am längsten darauf warten müssen. Erst mit achtzehn hatte er einen letzten Schuss getan. Seitdem sah er seine Mutter schrumpfen. Holger folgte ihr ins Wohnzimmer.

Es war ein Glück, dass ihr die städtische Wohnungsbaugesellschaft vor über fünfzig Jahren diese helle, große Dreizimmerwohnung zugewiesen hatte. Er konnte sich seine Mutter an keinem anderen Ort vorstellen. Damals hatte der von den Bomben erschütterte Gebäudekomplex, in dem sich die Zweizimmerwohnung, in die sie mit dem Vater gleich nach der Hochzeit eingezogen war, befunden hatte, einem Büroneubau weichen müssen. Sein jüngster Bruder, der sich an den Vater nicht mehr erinnern konnte, war gerade eingeschult worden. Sie schliefen alle in einem Zimmer, da für eine größere Wohnung die Witwenpension nicht reichte. Dann mussten sie umziehen, zwangsweise in eine Dreizimmerwohnung, weil nichts anderes frei war, und ohne dass sie eine höhere Miete zahlen mussten.

„Der liebe Gott weiß schon, für wen er sorgt", hatte die Mutter gesagt.

Die Mutter war beliebt. Es hatte ihn immer ein wenig stolz gemacht, wenn die Frauen aus der Nachbarschaft kamen und bei ihr Rat und Trost suchten. Als junge Witwe kannte sie die Nöte und Zwänge des Ehelebens. Als alleinerziehende Mutter von vier Jungs stellte sie zudem aus weiblicher Sicht keine Gefahr da, wurde von ihren alleinlebenden oder verheirateten Freundinnen nie als ernsthafte Konkurrentin gesehen. Rosa hatte immer ein offenes Ohr für die Sorgen und Amouren anderer. Erfüllt von fremden Geschichten fiel es ihr leichter, neben dem leeren Kissen einzuschlafen. Das Ehebett hatte sie mit in die neue Wohnung genommen und den Jungs geschworen, sie werde niemals zulassen, dass sich da ein neuer Vati reinlegte.

Holger entdeckte sofort das aufgeschlagene Scheckheft auf dem Wohnzimmertisch.

„Ich mache dir jetzt erst mal eine schöne Tasse Tee", wiederholte seine Mutter.

„Was ist das?", fragte Holger und zeigte auf das Scheckheft und den weißen Block daneben. „Hast du einen Scheck ausgeschrieben?"

Seine Mutter sah in verständnislos an.

Holger und seine Brüder hatten das Leben der Mutter in den letzten beiden Jahren neu organisiert. Konrad und er, sie waren die beiden Söhne, die noch in der Stadt wohnten, kamen täglich im Wechsel, um ihr das Mittagessen zuzubereiten und ihr Gesellschaft zu leisten. Sie aß nur noch aus Langeweile und nicht, weil sie Hunger hatte. Für Notfälle hatten sie ihr das Scheckheft in die oberste Schublade der Wohnzimmeranrichte gelegt und waren übereingekommen, dass zwei Schecks ausreichen mussten. Einmal die Woche brachten sie ihr Bargeld, damit die Betreuerin einkaufen konnte, ein bisschen Brot, Butter und Marmelade, manchmal Putzmittel, Toilettenpapier und neuerdings auch Windelhosen. Es war nicht mehr viel, was die Mutter brauchte.

Die Nachbarschaftshilfe ging mit ihr zum Frisör und Kaffee trinken. Die Mutter bestand darauf, dort selbst zu bezahlen. Sie hätte in ihrem Leben nie Schulden machen müssen, egal, wie knapp das Geld manchmal gewesen sei. Irgendwo hätte man immer noch etwas abzwacken können. Keiner der Jungs hätte je auf einer Klassenfahrt gefehlt. Da wäre sie auch schon mal abends putzen gegangen. Das hätten die gar nicht mitbekommen, sonst hätten sie sich geschämt. Die Mutter, eine Putze, das wäre nicht gegangen.

Rosa lächelte zufrieden, wenn sie die Geschichte beim Kaffee erzählte. Die Nachbarschaftshilfe gab der Kellnerin dann das Zeichen für die Rechnung, während Rosa nach ihrer Geldbörse kramte.

„Leg mal ein ordentliches Trinkgeld drauf", flüsterte Rosa ihr hörbar zu, bevor sie sich wieder in Erinnerungen verlor. Die Eurowelt war ihr fremd geblieben.

Holger hatte schon seit Längerem kein gutes Gefühl, wenn er an die beiden Schecks in der Schublade dachte. Seiner Mutter war im Alter jegliches Misstrauen abhanden gekommen. Um sie herum gab es nur nette, freundliche Menschen. In der Zeitung standen immer wieder Geschichten von Kriminellen, die, weil sie in der Wohnung ihres gebrechlichen Opfers nicht genügend Beute gefunden hatten, wütend auf es eingeschlagen hatten. Manchmal reichte ein Schlag, um einen alten Menschen in einen hinfälligen Pflegefall zu verwandeln. Nach einem langen, meist mit Anstand vollbrachtem Leben konnte Holger dieser Tragik keinen Sinn abgewinnen. Schließlich sah er die Schecks als eine Art Lebensversicherung, mit der die Mutter sich freikaufen konnte.

„Mutter, hast du einen Scheck ausgeschrieben?"

Seine Mutter tippelte langsam auf den Wohnzimmertisch zu. Holger fürchtete, ihr Angst zu machen und ihr Gedächtnis, in dem die Gegenwart ohnehin nicht mehr gut aufgehoben war, zu blockieren. Er hob den weißen Block hoch, auf dem er deutlich die Zahl Zweitausend erkennen konnte, runde Ziffern, unter denen die Unterschrift seiner Mutter sich durchgedrückt hatte.

„Hast du jemandem Geld gegeben?", fragte Holger und bemühte sich, möglichst harmlos zu klingen. „Hier steht eine Zweitausend drauf", sagte er und zeigte auf den weißen Block.

Das Gesicht seiner Mutter strahlte wie das eines Kindes, dessen besonders schöne Schrift gerade vom Lehrer gelobt worden war.

„Ja", Rosa nickte eifrig. „Da ist dieses arme Kind. Niemand konnte ihm helfen. Es muss sterben, weißt du, wenn es nicht sofort operiert wird. Stell dir mal vor, da sagt doch dieser Arzt einfach, er operiert das Kind nicht, solange die Mutter ihm nicht zweitausend Euro gibt. Das ist doch ungeheuerlich. Schlimme Zeiten sind das heute." Rosa schüttelte traurig ihre weißen Dauerwellen. „Dein Vater hätte das nie zugelassen."

Holger reagierte, bevor seine Mutter wieder in der Vergangenheit versank. „Und du hast, damit das Kind nicht sterben muss, einen Scheck über zweitausend Euro ausgestellt? Wem hast du denn den Scheck gegeben?"

Wieder sah seine Mutter ihn durch die dicken Brillengläser verständnislos an.

Holger hätte seiner Mutter schon längst einen Stuhl hingeschoben, aber er fürchtete, dass jede noch so kleine Bewegung die Erinnerung an das jüngst Erlebte verwischen würde.

„War die Mutter des Kindes denn hier in der Wohnung?"

Rosa überlegte einen Moment. Dann strahlte sie wieder.

„Ja, sie weinte. Ich glaube, du kennst sie. Sie hat hier mal gewohnt. Sie und ihre Mutter. Ist das nicht schrecklich? Wenn ich mir vorstelle, du wärst drei Jahre gewesen und ich hätte dich sterben lassen müssen, nur weil ich kein Geld für die Operation gehabt hätte – ich wäre meines Lebens nicht mehr froh geworden."

Die Mutter guckte Holger mit jenem Blick an, dem er nie ablesen konnte, ob sie ihn wirklich sah.

„Wie sah die Frau denn aus?", fragte Holger und wusste gleich, wie unsinnig diese Frage war.

„Welche Frau?", fragte seine Mutter.

„Die Frau, der du einen Scheck über zweitausend Euro gegeben hast, damit ihr Kind operiert werden kann."

„Das Kind braucht eine neue Niere, sonst stirbt es, weil es noch so klein ist. Die Familie hat alles Geld zusammengekratzt, das die haben. Alle haben ihr Erspartes gegeben. Sogar der Onkel, der selbst schwer krank ist und seine kleine Rente braucht, um sich die nötigen Medikamente zu kaufen. Wusstest du eigentlich, dass Rentner sich heute ihre Medizin selbst kaufen müssen?", fragte Rosa.

„Ja, sie müssen etwas dazuzahlen", antwortete Holger hastig. „Dieser Scheck, Mama, du hast also wildfremden Leuten zweitausend Euro gegeben?"

„Ja, aber sie werden das Geld zurückzahlen. Erst kaufen sie dem Kind eine neue Niere und dann kann die Mutter wieder arbeiten gehen und Geld sparen und es zurückzahlen. Ich brauche das Geld nicht so dringend. Schrecklich, wenn eine Mutter Angst haben muss, dass ihr Kind stirbt und keiner kann ihr mehr helfen."

„Hat die Frau denn ihre Adresse hier gelassen?"

„Was?", fragte die Mutter. „Die Frau, der du den Scheck über zweitausend Euro gegeben hast, damit sie ihrem Kind eine neue Niere kauft, hat die dir ihre Adresse gegeben? Sie will dir doch das Geld zurückzahlen."

„Welches Geld?"

„Die zweitausend Euro, die du der Frau gegeben hast, damit sie ihrem Kind eine neue Niere kaufen kann."

Wieder versuchte Holger, seine Ungeduld zu zügeln.

„Kostet eine Niere zweitausend Euro?" Seine Mutter sah ihn missbilligend an. „Das hat sich doch alles geändert. Früher konnte man sich nicht so einfach eine neue Niere kaufen. Da kam man auf eine Warteliste. Erinnerst du dich noch an den Onkel Willi? Dreimal in der Woche musste der ins Krankenhaus und an so ein Gerät angeschlossen werden. Ich glaube, die haben sein Blut gewaschen. Das war damals nicht einfach. Dabei hat er euch, als ihr klein wart, immer mit ins Schwimmbad genommen, der Onkel Willi."

Holger sah ein, dass er verloren hatte. Er rief bei der Bank an, nur um zu erfahren, dass der Scheck dort schon eingelöst worden war.

Später ging er zum Polizeirevier und erstattete Anzeige gegen Unbekannt. Er vermutete, dass die beiden Frauen seine Mutter gekannt hatten, dass sie wussten, dass seine Mutter sich an das Leben, das sie gerade führte, nicht mehr erinnern konnte, dass die Tage keinen bleibenden Eindruck mehr hinterließen. Holger verdächtigte eine der Betreuerinnen, aber er hatte keine Beweise.

„Das kann irgendjemand gewesen sein", sagte der Polizeibeamte. „Seien Sie froh, dass ihrer Mutter sonst nichts passiert ist. Sie könnte jetzt tot sein."

Holger schluckte. Wenn er anfing, die Betreuer und Pfleger zu verdächtigen, dann müsste er seine Mutter in ein Altenheim geben.

Sie wirkte immer so glücklich, wenn sie ihm die Tür öffnete und sich über seinen Besuch freute, als hätte sie ihn seit Jahren nicht mehr gesehen. Holger fürchtete sich vor dem Tag, an dem sie ihn nicht mehr erkennen würde.

„Das macht doch keinen Unterschied", hatte Konrad in seiner trockenen, unsensiblen Art kommentiert. „Mama, freut sich immer über Besuch. Hast du mal mitbekommen, wie sie die Pfleger begrüßt? Es ist völlig egal, wer da auf der Matte steht, ob das jemand ist, von dem sie sich waschen lässt oder ihr eigener Sohn. Zu allen ist sie wahnsinnig freundlich und immer tut sie so, als hätte sie den Besuch erwartet. Die kriegt gar nicht mit, dass wir jeden Tag zu ihr kommen, um ihr zu helfen. Mama denkt, wir und die Pfleger wollen sie besuchen und ein bisschen mit ihr plaudern. Und darüber freut sie sich wie ein kleines Kind, dessen heiß ersehnter Spielkamerad vor der Tür steht, jeden Tag aufs Neue."

***

„Wie schön, dass Sie mich mal wieder besuchen kommen", sagte Rosa ehrlich erfreut. „Aber jetzt passt es leider gar nicht."

Die alte Dame stand in Hut und Mantel vor Leonie und machte Anstalten, die Haustür hinter sich zuzuziehen.

„Ich bin verabredet, mit meiner besten Freundin. Ich

glaube, sie hat wieder Scherereien mit ihrem Mann. Das ist ein richtiger Schwerenöter, wissen Sie", raunte Rosa vertraulich. „Wir gehen jetzt erst mal Kaffee trinken. Danach sieht die Welt wieder ganz anders aus."

Leonie kam noch nicht lange zu Frau Walter, über die es in ihrem Folder hieß: dement mit Weglauf-Tenzenden, aber gutwillig und freundlich.

Frau Walter war Frühaufsteherin. Als die Söhne noch zur Schule gingen, war der Frühstückstisch längst gedeckt, bevor sie die Kinder weckte. Sie wäre nie im Morgenmantel vor ihnen erschienen. Das fand sie ungehörig. Die Kinder sollten morgens schon merken, dass der Tag voller Schwung begonnen hatte, dann fiel es ihnen leichter, sich auf den Schulweg zu machen. Davon war sie überzeugt.

„Aber Frau Walter, wir waren doch verabredet", sagte Leonie leicht entrüstet und sah auf ihre Armbanduhr.

„Es ist auch noch viel zu früh, um jetzt ins Café zu gehen", besänftigte sie Frau Walters Erschrecken darüber, dass sie offenbar die Verabredung mit Leonie vergessen hatte.

Es war halb sieben am Morgen. Aus der Wohnung quoll heiße Luft. Frau Walter musste schon einige Zeit auf den Beinen sein. Auch im Sommer drehte Rosa alle Heizkörper auf. Sie spürte die Hitze nicht mehr, fühlte morgens nur die Kälte in ihrem Körper bis ihr Kreislauf in Schwung gekommen war.

Rosa schälte sich wieder aus ihrem Mantel und legte den Hut auf die Garderobe. Dann drehte sie sich zu Leonie um und sagte mit leuchtenden blauen Augen: „Jetzt mache ich ihnen erst mal ein schönes Käsebrot."

Frau Walter kann sich alleine ein Brot schmieren, isst es aber nicht alleine auf, hatte Leonie in ihrem Folder gelesen und nicht verstanden, was das bedeutete. Bei ihrem ersten Besuch begriff sie dann, dass Rosa sie als ihren Gast betrachtete.

„Schön, dass Sie mich mal wieder besuchen kommen", hatte Rosa Leonie empfangen und dann angekündigt: „Jetzt mache ich Ihnen erst mal ein schönes Käsebrot."

Eilfertig war Rosa in die große Küche vorausgelaufen. Sie hatte erwartet, dass Leonie sich auskannte.

Mit den gleichen Worten hatte sie Andrea, Birte und Kathrin empfangen, und wenn Leonie am Abend wieder vorbeikam, dann hatte Rosa vergessen, dass sie sich am Morgen schon einmal gesehen hatten.

„Schön, dass sie mich einmal wieder besuchen kommen."

Leonie war selten so herzlich empfangen worden. Die morgendliche Pflegerunde mit Frau Walter zu beginnen hob ihre Stimmung, trotz der überheizten Wohnung.

„Ich komme gleich!", rief sie Frau Walter hinterher.

Leonie ging schnell ins Schlaf- und dann ins Wohzimmer, um die Fenster aufzureißen und die Heizkörper runterzudrehen. Im Schlafzimmer stand die Schranktür sperrangelweit offen. Das Nachthemd lag auf dem Stapel mit Büstenhaltern, die Blusen hingen schräg auf den Bügeln, einige waren hinuntergefallen. Rosa hatte wieder Modenschau gespielt und dabei alles durcheinandergebracht. Mit ein paar Handgriffen räumte Leonie die Sachen weg und hängte die neue Wäsche an einen Haken im Badezimmer.

Als sie in die Küche kam, stand Rosa am Büfett und legte Goudascheiben auf ein Butterbrot. Die karierte Hose spannte über den weichgepolsterten Hüften. Leonie schüttelte amüsiert den Kopf. Darunter befanden sich mindestens vier Windelhosen. Bei ihrer morgendlichen Modenschau wechselte Frau Walter zwar die Rüschenblusen, zog aber über Windelhose und Unterhemd einfach ein zweites und drittes an, so lange, bis Hose und Bluse richtig stramm über Brüsten und Hüften saßen.

Fast sah sie aus wie auf den silbern gerahmten Fotos im Wohnzimmer, die Rosa hinter ihrem Mann auf einem roten Roller zeigten, in eng sitzender karierter Hose und knappem Blüschen, gertenschlank damals, mit hochgebundenem Pferdeschwanz. Die strahlend blauen Augen hatte Rosa behalten.

Rosa trug den Teller mit dem Käsebrot ins Wohnzimmer, Leonie folgte mit einer Tasse Kaffee. Während sie sich am Wohnzimmertisch sitzend über früher unterhielten, schob Leonie den Teller mit dem Käsebrot langsam zu Rosa hin. Die Kaffeetasse hatte sie so platziert, dass sie von beiden Seiten erreichbar war.

Rosa erzählte gerne von früher, von ihren vier Söhnen und wie schwer es ihr manchmal gefallen sei, mitanzusehen, wie die Jungs ohne Vater aufwuchsen. Dem Ältesten habe sie den Rasierapparat viel zu früh geschenkt, der habe erst einen leichten Flaum gehabt und sich beim Rasieren fürchterlich geschnitten. Mit dem Klopapierfetzen im Gesicht habe er dann am Frühstückstisch richtig erwachsen ausgesehen. Seine kleinen Brüder hätten ihn um den blutigen Fetzen Papier auf der Oberlippe beneidet. Holger, der Älteste, hätte es danach übernommen, seine Brüder in die Kunst des Rasierens einzuweisen. Sie seien gute Jungs gewesen, seufzte Rosa.

Auf diesen Seufzer hatte Leonie gewartet. Rosa solle nicht vergessen zu essen, sie selbst habe schon zu Hause gefrühstückt, erklärte Leonie.

Später im Badezimmer gab Rosa ihrer Pflegerin einen Klaps auf den Po: „Na, so ein schönes großes Badezimmer hättest du wohl auch gerne", sagte sie keck.

„Ja, dann könnte ich mir abends auch immer schon die Sachen für den nächsten Tag bereithängen", lachte Leonie und schälte Rosa aus ihren vielen Unterhemden und Windelhosen. Rosa ließ sich bereitwillig am Waschbecken waschen und zog sich danach alleine an. Leonie nahm die übrige Wäsche mit ins Schlafzimmer. Dort stand eine alte Truhe, deren Deckel so schwer war, dass Rosa ihn nicht mehr alleine aufbekam. Dorthinein legte sie die dreckige Wäsche, die einer der Söhne zum Waschen mit nach Hause nahm. Leonie machte gerade Rosas Bett als diese mit locker sitzender Kleidung im Türrahmen erschien.

„Das müssen Sie doch nicht machen", wehrte Rosa ab. „Das kann ich später selber tun."

„Ich weiß, Frau Walter, ich will Ihnen nur ein bisschen zur Hand gehen. Sie müssen ja nicht immer alles alleine machen."

„Ich bin immer gut alleine zurecht gekommen", sagte Rosa und verschwand in der Küche. Leonie kümmerte sich nicht weiter.

Frau Walter verbrachte die meiste Zeit des Tages alleine in ihrer Wohnung. Allzu viel Unsinn stellte sie nicht an.

Leonie ging ins Bad, von dort ins Wohnzimmer.

Zum Staubwischen kam eine Nachbarschaftshilfe. Irgendwann hatten die Söhne angefangen, der Mutter kleine Porzellanfigürchen zu schenken.

„Ich habe doch alles", hatte sie auf die Fragen, was sie sich zum Geburtstag wünsche, geantwortet. Seitdem gab es zum Geburtstag und zu Weihnachten Porzellanfigürchen. Die musste die Nachbarschaftshilfe abstauben. Rosa ließ es nicht zu, dass ein Mann mit einem Staubtuch in der Hand durch ihre Wohnung lief.

Das Mittagessen mussten die Söhne Holger und Konrad

heimlich in der Küche aufwärmen und dann so tun, als hätte ein Service das Essen vorbeigebracht. Konrad machte sich manchmal den Spaß, an der Tür zu klingeln. Wenn die Mutter dann im Flur erschien, erklärte er ihr, dass der Service das Mittagessen vorbeigebracht habe.

„Oh, wie schade", bedauerte Rosa jedes Mal. „Ich hätte dem Burschen so gerne ein schönes Trinkgeld gegeben."

Beim Essen erklärte Rosa ihrem Drittgeborenen, dass der Älteste sich rührend um seine alte Mutter kümmere. Dass er diesen Mittagstisch bestellt habe, sei zwar nicht nötig gewesen, sie könne noch gut für sich alleine sorgen, aber Holger bestehe darauf, dass die Mutter sich nicht so viel Mühe machen müsse. Konrad fühlte jedes Mal diesen Stich im Herzen.

Mit Hilfe der Pfleger, der Nachbarschaftshilfe und der beiden Söhne, die, selbst schon verrentet, genügend Zeit hatten, die über Achtzigjährige zu unterstützen, kam Frau Walter ganz gut zurecht. Für den ambulanten Pflegedienst war sie eine angenehme Patientin. Sie kannte sich in ihrer Gegenwart zwar nicht mehr aus, glaubte aber, dass ihr alle Menschen aus der ihr vertrauten Vergangenheit geschickt würden, sie es nie mit Fremden zu tun hatte. Das gab ihr Zuversicht.

Einmal musste Sabine einspringen. Sie putzte normalerweise im Büro und bei einigen Patienten und war keine gelernte Altenpflegerin. Frau Walter kannte sie allein aus den Erzählungen der anderen. Ihre Putzfrau war krank geworden. Die alte Dame hätte sicher ein paar Tage in einer ungeputzen Wohnung überlebt, aber die Söhne hatten den Betreuungsplan so dicht gestrickt, dass die Mutter tagsüber nie länger als drei Stunden alleine war, dazu gehörte auch der wöchentliche Besuch der Putzfrau. Rosa freute sich über Sabines Kommen.

„Schön, dass Sie mal wieder vorbeikommen", sagte sie. „Jetzt mache ich Ihnen erst mal ein schönes Käsebrot."

Sabine hatte Mühe, Frau Walter von ihrem Vorhaben abzubringen. Auch tat sich die alte Dame schwer damit, einzuwilligen, dass Sabine jetzt mal gründlich reinemachen wollte.

„Sie denken wohl, ich bin schmutzig?", empörte sich Rosa.

Sabine zeigte auf ihre Hosenbeine, aus denen die Kompressionsstrümpfe herausragten. Sie sei doch zur Zeit ein bisschen angeschlagen. Da könne man ihr nicht zumuten, dass sie selber saubermache.

„Ich bin noch nie krank gewesen", erklärte ihr Rosa stolz, schien aber Sabines Anwesenheit zu akzeptieren und verschwand in der Küche.

Sabine machte sich an die Arbeit. Als sie mit dem Schlafzimmer fertig war, kam es ihr verdächtig ruhig vor. Sie lauschte in den Flur hinein. Erst als sie sich der geschlossenen Küchentür näherte, hörte sie Klappern. Sabine befürchtete das Schlimmste und stieß die Tür etwas zu heftig auf.

Rosa stand am Herd und ließ gerade ein Stück Butter in die Pfanne fallen. Neben der Pfanne lagen zwei Eier. Auf dem Küchentisch lag eine frische Decke, darauf zwei geblümte Teller, Besteck, Tassen, Honig, Marmelade, ein geblümtes Kännchen mit Milch, der Brotkorb mit einigen Scheiben Graubrot, zwei Scheiben Schinken sorgfältig auf einem Teller arrangiert, auf einem anderen Gouda und ein winziges Stück Camembert. Sogar Stoffserviettten lagen zum Dreieck gefaltet neben jedem Teller.

Rosa strahlte Sabine an.

„Das Frühstück ist gleich fertig. Ich muss nur noch rasch die Eier braten."

Sabine war so überrascht, dass sie nicht wusste, wie sie reagieren sollte.

„Schön sieht das aus", sagte sie dann.

„Setzen Sie sich bitte", sagte Rosa höflich. „Die Eier sind gleich fertig."

Rosa schlug, als würde sie das jeden Morgen machen, die beiden Eier in die Pfanne beobachtete gewissenhaft, wie das Eiweiß langsam fester wurde, schaltete den Herd aus, trug erst Sabine und dann sich selbst ein Ei auf, stellte die Pfanne ins Waschbecken und ließ etwas Wasser auf den heißen Boden laufen, setzte sich zu Sabine an den Tisch und sagte munter: „Na, dann lassen Sie es sich schmecken."

Ihren letzten Frühstückstisch hatte Rosa vor Jahren gedeckt. Holger konnte es kaum glauben, als der Pflegedienst von dieser kleinen Überraschung am Telefon berichtete. Er hätte geschworen, dass die verwirrte Mutter gar nicht mehr wusste, dass es das gab. Seine über achtzigjährige Mutter, die ihr Käsebrot nur in Gesellschaft aufaß, hatte ganz alleine ein Sonntagsfrühstück gezaubert – an einem Dienstagnachmittag.

Lilli

Das Telefon klingelte. Katrin sah auf ihre Armbanduhr.

„Oh neee", stöhnte sie mit weit aufgerissenen Augen.

„Jule, geh du ran. Ich muss dringend die Krankmeldungen bearbeiten und den Schichtplan aufstellen."

Jule war eine Praktikantin, ein Schulmädchen, das lieber alten, klapprigen Leutchen statt knuddeligen Babys die Windeln wechseln wollte, hatte Katrin an Jules erstem Tag gedacht und sich gewundert. Altenpflegerin als Berufsziel wäre ihr selbst nie in den Sinn gekommen.

„Das hat Zukunft", hatte Jule forsch geantwortet und von der Oma erzählt, die so viel Zeit mit ihr verbracht hatte und so spannend von früher erzählen konnte.

Jule ging ans Telefon.

„Jule", meldete sie sich, kiekste kurz und korrigierte sich, während sie sich etwas von Katrin wegdrehte. „Ambulanter Pflegedienst, Rubow am Apparat. Was kann ich für Sie tun?"

Aus dem Telefon klang ein lautes Stöhnen, ein weibliches Stöhnen, ein Stöhnen wie Jule es aus den Nachtprogrammen im Fernsehen kannte, ein Softpornostöhnen, bei dem sie sogleich blonde Frauen, die ihre dicken Brüste quetschten, vor sich sah. Jule kicherte leise und vernahm zwischen einzelnen Stöhnern eine schleppend helle Stimme.

„Hier ist mal Säge. Ich wollte nur mal nachfragen, wer heute nachmittag zu mir kommt?"

Jule drehte sich Katrin, die sich in ihrem Schreibtischstuhl zurückgelehnt hatte, um das Gesicht der Praktikantin besser beobachten zu können, wieder zu.

„Einen Moment bitte, ich muss mal nachfragen", sagte sie mit amtlich klingender Stimme.

„Das ist eine Frau Säge. Die will wissen, wer heute nachmittag zu ihr kommt."

„Säge ist gut, Nervensäge wäre noch besser", spottete Katrin. „Die Frau heißt Seeger und Frau Seeger will immer pünktlich um acht Uhr morgens wissen, wer sie am Nachmittag versorgt. Warte, ich guck mal auf den Dienstplan."

Katrin starrte auf den Bildschirm ihres Computers, grinste und antwortete: „Das ist Sven."

„Frau Seeger", sagte Jule höflich, „heute Nachmittag kommt der Sven zu Ihnen."

Lilli entfuhr ein tiefes Stöhnen.

Jule versuchte sich die alte Frau vorzustellen, fett musste sie sein, mit Doppelkinn und tief eingegrabenen Augen hinter dicken Brillengläsern, graue Dauerwelle und Speckschwarten, die über den Bund des riesigen Rocks rollten. Falls sie bettlägerig würde, könnte nur ein Mann sie hochhieven.

„Aber das ist ja ein Mann. Das geht aber nicht", schnaufte Frau Seeger langsam. „Zu mir kommt nie ein Mann. Das geht nicht."

„Ja, ich weiß auch nicht", antwortete Jule in das heftige Atmen hinein. „Einen Moment, ich frage noch einmal nach."

Jule verdeckte mit der Hand die Sprechmuschel und sah hilfesuchend zu Katrin, die konzentriert vor ihrem Bildschirm saß und eifrig tippte.

„Katrin, entschuldige mal."

„Was ist denn? Kommst du nicht klar?"

Jule hielt dem strengen Blick stand.

„Frau Seeger sagt, dass sie keinen Mann will, ich meine,

dass sie keinen männlichen Pfleger will. Anscheinend gibt es da so eine Abmachung, dass nie ein Mann zu ihr kommt."

„Die Abmachung hat sie schon vor Jahrzehnten getroffen", lachte Katrin, „deswegen muss sie so viel stöhnen, immer alleine, die Arme, kein Mann, keine Kinder, ein Leben lang Jungfer. Gut, ich guck noch mal nach. Richtig, Claudia ist am Nachmittag dran, die war übrigens auch gerade schon da und hat ihr wahrscheinlich längst gesagt, dass sie sich nachmittags wiedersehen. Aber das nützt überhaupt nichts. Die glaubt das erst, wenn sie hier angerufen hat."

„Frau Seeger?"

„Ja, hier ist mal Seeger. Ich wollte mich mal erkundigen, wer denn heute nachmittag zu mir kommt?", fragte die Stimme, die Jule jetzt kindlicher erschien.

„Ja, Frau Seeger, es tut mit sehr leid, wir haben da falsch im Dienstplan nachgesehen. Natürlich ist es nicht der Sven, der zu Ihnen kommt. Die Claudia kommt."

„Schicken Sie mir bloß keinen Mann!", presste Lilli zwischen zwei Stöhnern aufgeregt hervor.

„Nein, Frau Seeger, ich sagte Ihnen doch gerade, der Sven kommt nicht zu Ihnen. Nachher kommt die Claudia."

„Die Claudia, ja", kam es gedehnt, „die war ja schon öfter hier."

„Heute morgen Frau Seeger, heute morgen war die Claudia bei Ihnen."

„Heute morgen?" Lilli stöhnte in das Fragezeichen hinein. „Heute morgen, das weiß ich gar nicht."

„Doch, Frau Seeger, die Claudia war heute morgen bei Ihnen und heute Nachmittag kommt sie wieder."

„Die Claudia, ja, dann ist es ja gut. Ich wollte nur Bescheid wissen. Man muss sich ja darauf einrichten."

„Gut, Frau Seeger," sagte Jule mit knapper Stimme. „Dann

ist ja alles klar. Die Claudia kommt nachher zu Ihnen. Dann haben Sie mal einen schönen Tag. Tschüß, Frau Seeger."

Ohne ein weiteres Stöhnen abzuwarten legte Jule auf.

„Wo hast du denn das gelernt?", fragte Katrin.

„Was?"

„Na, Leute abwimmeln."

„Ach, das." Jule setzte sich an den Schreibtisch. „Das muss ich mit meiner Oma auch immer machen. Die weiß einfach nicht, wie man ein Telefongespräch beendet. Ich glaube, die denkt, sie müsste noch irgendwas Wichtiges sagen, aber dann fällt ihr nichts ein. Sonst wäre man da endlos zugange."

Als das Telefon erneut klingelte, gab Katrin Jule mit dem Kopf ein Zeichen.

„Ambulanter Pflegedienst", sagte Jule und klang diesmal ziemlich professionell.

„Hier spricht mal Seeger", presste die kindliche Stimme hervor. „Ich rufe an, weil ich mal nachfragen wollte, wer denn heute Nachmittag zu mir kommt."

Jule hielt den Hörer in den Raum. Katrin schlug beide Hände über ihre Ohren.

„Das macht meine Oma auch manchmal", flüsterte Jule.

„Stöhnen?"

„Nein, vergessen, was sie gerade gefragt hat."

Dann sagte sie ins Telefon: „Frau Seeger, das habe ich Ihnen eben schon gesagt, die Claudia kommt nachher wieder zu Ihnen."

„Ach, das wusste ich nicht."

Frau Seeger schnaufte zweimal kurz, holte Luft und ließ ein Stöhnen erklingen, das nach mehr verlangte.

„Doch, doch, wir haben gerade miteinander telefoniert und da habe ich Ihnen gesagt, dass die Claudia kommt."

„Nein, das wüsste ich doch. Ich wollte ja nur mal nachfragen, wer heute nachmittag zu mir kommt."

Jule verzog die feucht glänzenden Lippen zu einer Schnute.

„Frau Seeger, heute nachmittag kommt die Claudia zu Ihnen."

„Ja, wenn Sie das sagen, die Claudia", schnaufte Frau Seeger.

„Ja die Claudia kommt nachher", flötete Jule jetzt etwas ungeduldig. „Dann wünsche ich Ihnen noch einen schönen Tag und nachher kommt die Claudia. Also dann, Tschüß."

„Daran wirst du dich gewöhnen müssen", sagte Katrin ernst.

Jule entdeckte lange, tiefe Falten auf Katrins zusammengezogener Stirn.

„Nicht nur bei Frau Seeger. Ständig Sachen zu wiederholen, das ist Teil des Jobs und dann nicht beleidigt werden, wenn du angeraunzt wirst, weil du das schon mal gesagt hast."

Katrin reckte den Hals und begann, mit dem Kopf zu wackeln.

„Das weiß ich doch schon längst. Ich bin doch nicht plemplem", meckerte sie mit brüchiger Stimme.

„Da darf man sich nichts draus machen, dass die Alten ständig beleidigt sind, weil man ihnen sagt, dass sie die Frage gerade erst gestellt hatten. So schützen sie sich. Bei Frau Seeger ist das etwas anders, die ist ein äußerst hartnäckiger Fall. Nach der kannst du die Uhr stellen. Sonst vergisst sie ja eine ganze Menge, aber täglich zweimal anzurufen, das vergisst die nie. Auch am Wochenende, dann quatscht sie unseren Anrufbeantworter voll und nicht nur einmal, immer ein paar Mal hintereinander", erzählte

Katrin mit lauter werdender Stimme, um das Klingeln des Telefons zu übertönen.

„Siehste. Nun sieh mal zu, wie du die alte Pornoqueen wieder loswirst."

Jule stellte den Lautsprecher auf Mithören. Leidenschaftliches Stöhnen dröhnte in den Raum. Jule fasste unter ihre Brüste, wackelte mit dem Oberkörper hin und her und fuhr sich mit der Zunge über die Lippen.

„Mach schon leise", flüsterte Katrin und fing wieder an zu tippen.

Fünfmal rief Lilli an diesem Morgen an, wie an jedem anderen Morgen auch, erklärte Katrin, die amüsiert mit angehört hatte, wie Jule Frau Seeger erläuterte, dass sie eine Praktikantin sei, also nicht richtig eine Neue, eher jemand, der mal üben wolle, ob ihm das auch gefällt, alte Menschen zu pflegen. Aber zu mir kommen Sie dann nicht, hatte Frau Seeger entrüstet geprustet, und dabei jede einzelne Silbe betont, weil sie nur noch in die Breite sprechen konnte. Viel schneller und tiefer wird die wohl nie gesprochen haben, dachte Jule und versicherte Frau Seeger, dass ausschließlich professionelle, also gelernte Kräfte zu ihr kamen, so wie die Claudia am Nachmittag.

„Ist doch eigentlich komisch", sagte Jule, nachdem das Telefon einige Minuten geschwiegen hatte, „woher weiß die, dass ich hier neu bin? So ungewöhnlich ist mein Name nun auch nicht."

„Das ist tatsächlich erstaunlich", antwortete Katrin, „sie kennt alle unsere Pfleger beim Namen, dabei kommen immer wieder neue Kräfte dazu, andere gehen weg. Der Pflegeberuf ist ein ganz schön hartes Brot. Manche halten das nicht aus auf Dauer."

Katrin sah Jule nachdenklich an.

„Die meisten sind da so reingerutscht. Das ist schon körperlich oft sehr anstrengend. Überleg dir das gut, ob du in der Altenpflege deine berufliche Perspektive siehst."

Katrin trank einen Schluck Kaffee.

„Mmh, lecker. Der ist von Frau Seeger. Daran denkt sie immer. Am Monatsanfang kriegen wir ein Päckchen richtig guten Kaffee. Vielleicht ist es auch die Nachbarschaftshilfe, die daran denkt. Sie hat ja sonst niemanden. Dafür hat sie genug Geld, um sich ein paar Helfer zu leisten und guten Kaffee."

Katrin roch genüsslich an ihrem Becher.

„Aber das Beste ist, dass wir ihn nicht in ihrer Wohnung trinken müssen. Ich kann mich an den Alte-Leute-Geruch einfach nicht gewöhnen. Schweiß, Urin und Moder."

Katrin streckte die Zunge raus.

„Widerlich."

Jule beobachtete Katrin regungslos. Sie war eine gute Zuhörerin.

„Wir betreuen Frau Seeger nun schon seit über acht Jahren. Aber das mit dem Anrufen macht sie erst seit zwei, drei Jahren. Was heißt erst, seitdem nervt sie uns. Die hat das in ihrem Gehirn gespeichert. Wenn der Pfleger morgens die Wohnung verlässt, schlurft sie schnurstracks zum Telefon. Meistens hört man noch die alte Standuhr im Hintergrund schlagen. Nachmittags ruft sie dann noch mal an."

Katrin schüttelte ihr braunes lockiges Haar.

„Wir haben alles versucht. Ihr Arzt hat mit ihr geredet, ihre Rechtsanwältin hat es ihr verboten, wir haben gedroht und ich habe auch Pfleger gehört, die sie regelrecht beschimpft haben. Was will man machen, Geduld ist endlich. Nichts hilft. Unsere Telefonnummer, die kann sie immer noch gut lesen."

Katrin reichte Jule ein kartoniertes, in Folie geschweißtes Merkblatt, auf dem groß in der Mitte die Telefonnummer des Pflegedienstes prangte. Etwas weiter unten stand auch eine Handynummer. Nur für Notfälle, war davor zu lesen.

„Die Handynummer kriegt sie nicht mehr hin. Ist wohl zu lang. Frau Seeger hat so ein altes Telefon mit Drehscheibe. Das dauert schon ein Weilchen, bis sie mit ihren dicken krummen Fingern die Zahlen gewählt hat. Deswegen stöhnt sie am Wochenende den AB voll. Montagmorgens kannst du sie stereo hören, live und vom AB."

Zehn Sekunden nach acht klingelte am nächsten Morgen das Telefon. Jule ging ran. Das lüsterne Stöhnen jagte ihr einen Schauer über die Arme.

„Hier ist mal Seeger", drang es schleppend durch den Hörer. „Ich wollte mal wissen, wer denn heute nachmittag zu mir kommt."

Jule hatte keine Ahnung. Sie war allein im Büro.

„Die Claudia, Frau Seeger, wie gestern nachmittag."

„Ach, die Claudia."

Jule hörte schweres Atmen.

„Die Claudia?" Lilli rang nach Luft. „Aber die Claudia hat doch heute ihren freien Nachmittag. Die Claudia kann gar nicht zu mir kommen."

Jule starrte verdattert auf den schwarzen Bildschirm von Katrins Computer.

„Sind Sie sich da sicher?", fragte sie und fand die Frage gleich idiotisch, weil sie nicht wusste, ob sie der Antwort glauben durfte.

„Die Claudia hat immer frei, wenn ich zum Frisör gehe", dehnte Lilli ihre Antwort. „Ich weiß doch, wann ich zum Frisör gehe und dann hat die Claudia frei. Die Claudia kann nicht kommen."

„Ja Frau Seeger, dann muss ich mal nachsehen. Das dauert ein bisschen. Ich muss erst die richtige Datei in Katrins Computer finden."

„Ach, die Katrin, ja, die Katrin war ja schon lange nicht mehr bei mir. Kommt die denn gar nicht mehr?"

„Ich weiß das nicht, Frau Seeger. Ich glaube, die Katrin macht jetzt mehr Innendienst."

„Ach so, ja", schnaufte es durch den Hörer. „Ich wollte dann mal fragen, wer denn heute nachmittag zu mir kommt."

„Ich sehe gerade nach", antwortete Jule geduldig.

Als Frau Seeger das dritte Mal anrief, wollte sie wissen, ob die Bettina denn auch ihre Tabletten für ihr Hörgerät mitbringen würde.

„Ja, natürlich, Frau Seeger, die Bettina bringt immer die Tabletten für ihr Hörgerät mit."

Jule konnte sich das Lachen kaum verbeißen.

Einen Monat dauerte Jules Praktikum, Innendienst und Außendienst, Früh- und Nachtschichten.

„Weißt du was?", sagte sie an ihrem letzten Tag zu Katrin. „Die alte Pornoqueen werde ich vermissen."

„Wieso das denn?", fragte Katrin.

„Ja, weißt du, mich hat das irgendwie beeindruckt, wie hartnäckig die ist. Dass die immer wieder anruft und sich nicht abwimmeln lässt, dass es ihr nicht reicht, nur den Namen des Pflegers zu erfahren. Die ruft so lange an, bis du entnervt nachgibst und dich auf ein Gespräch einlässt. Dabei will sie gar nicht viel mehr als nur erzählen, was sie am Tag vorhat, zum Frisör gehen oder zum Einkaufen. Ich meine, die ist mutterseelenallein, seit Jahren, kann ohne Hilfe nirgendwo mehr hingehen, niemand findet es toll, dass es sie gibt, niemand braucht sie. Und trotzdem besteht sie darauf, dass es mindestens einen Menschen gibt, der sie wahrnimmt, der ihr das Gefühl gibt, sich für sie zu interessieren. Egal, was sie sonst vergisst oder durcheinanderbringt. Sie kennt die Namen der Pfleger wie die von Familienmitgliedern und besteht darauf, dass die Menschen, vor denen sie sich nackt zeigen muss, auch an ihr Anteil nehmen."

Katrin überraschte Jules nachdenkliche Beobachtung. Vielleicht gab es doch Menschen, die für den Pflegeberuf geeignet waren, dachte sie.

„Viel ist es ja nicht. Aber, wenn die alte Frau so am Telefon hockt und sich nur auf diese eine Sache konzentriert, dann bleibt sie so lange dran, bis sie ihre tägliche Streicheleinheit bekommen hat. Irgendwie finde ich das cool."

„Kein Problem", nickte Katrin. „Ab morgen leiten wir Frau Seegers Anrufe einfach auf dein Handy weiter. Dann kannst du sie jeden Tag streicheln."

Walter

„Du kannst doch die Haustür nicht in Unterhosen öffnen.“

Entrüstet starrte Angelika auf die ausgeleierte, weiße Feinrippwäsche, aus der die dünnen Beine ihres Vaters stakten.

„Ich wusste doch, dass du das bist“, antwortete Walter mürrisch, drehte sich um und ging, ohne weiter auf seine Tochter zu achten, in die Wohnung zurück. „Es hätte aber auch jemand anderes sein können.“

Angelika folgte ihm ins Wohnzimmer.

„Wieso, mich kommt doch sowieso keiner mehr besuchen.“

Der Fernseher lief ohne Ton. Couch, Tisch und Boden waren mit Zeitungsseiten übersät. Neben dem Fernsehsessel stand auf dem wertvollen Perserteppich ein Teller mit einem angebissenen Wurstbrot. Auf der anderen Seite entdeckte sie einen halbleeren Kaffeebecher. Dass ein Mensch so schnell verwahrlosen konnte!

Angelika hatte ihren Vater zuletzt vor drei Wochen gesehen. Sie waren gemeinsam in die Philharmonie gegangen. Er hatte es sich nicht nehmen lassen, die Karten selbst zu besorgen. Mit geschlossenen Augen hatte der Vater dem Orchester gelauscht. Ein bisschen streng hatte er gerochen. Angelika hatte neben ihrem frisch rasierten Vater gesessen und sich vorgenommen, jemanden für seine Wäsche zu engagieren.

„Das stimmt doch gar nicht.“

Angelika suchte im Gedächtnis nach den Namen seiner Freunde. Sie war ihnen nur selten begegnet. Wahrscheinlich zuletzt an seinem zweiundachtzigsten Geburtstag, da hatte sie einigen alten Männern die Hand geschüttelt, ohne sich die Namen und Gesichter zu merken.

Ihr Vater hatte einen kleinen Empfang in seiner Wohnung gegeben. Die Einladungen hatte er selbst verschickt, was früher erst die Mutter und nach ihrem Tod die Sekretärin besorgt hatte. Noch etliche Jahre nach der Pensionierung hatte seine Sekretärin Schreibarbeiten für ihn erledigt. Angelika wusste nicht, ob es die rührige Frau noch gab. Selbst um das Catering hatte sich ihr Vater gekümmert.

„Ich freue mich, wenn du überhaupt Zeit findest zu kommen", hatte er ihre Hilfe abgewehrt und damit einen wunden Punkt berührt.

Als Kind hatte sie ihn kaum zu Gesicht bekommen. Nun war sie zu beschäftigt, um sich richtig um den Vater zu kümmern. Dabei habe sie noch nicht einmal eine eigene Familie, hatte er einmal mit diesem scharfen Unterton, der sie kränkte, festgestellt. Sie erfüllte seine Erwartungen nicht, dachte sie. Zwar lobte der Vater sie, weil sie tüchtig und ehrgeizig war, weil sie Ziele hatte und Erfolg im Beruf. Aber vielleicht wünschte er sich insgeheim seine einzige Tochter als Ehefrau und Mutter, eine, die nur die Familie im Sinn hatte und ihm Enkel schenkte.

Angelika bewunderte ihren Vater, diesen aufrechten Mann mit dem dezent gemusterten Seidentuch im Halsausschnitt, der an seinem Geburtstag eine kleine Rede hielt, eine beeindruckende Rede, in der er auf das Alter verwies, auf gewisse Einschränkungen, mit denen man zu leben lernen müsse, die einen andererseits Möglichkeiten entdecken ließen, von denen man nichts geahnt habe. Er jedenfalls freue sich an seinem Alter und wolle um nichts in der Welt mit den noch jungen, immer kämpfenden und sich selbst beweisen müssenden Leuten tauschen. Welche Möglichkeiten des Alters der Vater im Sinn haben konnte, Angelika wusste es sich nicht vorzustellen. Die Handtücher im Badezimmer hatten etwas muffig gerochen, das war ihr damals aufgefallen, aber sie hätte es nie gewagt, ihren Vater auch nur andeutungsweise nach seiner Wäsche zu fragen.

„Was willst du denn?", fragte ihr Vater mürrisch und ließ sich in seinen Sessel fallen. Er griff wieder nach der Tageszeitung und begann zu lesen.

Angelika seufzte: „Ich wollte mal nach dir sehen. Ich dachte, du freust dich darüber."

„Früher kamst du, um mich zu besuchen und hast dich vorher angemeldet", brummte ihr Vater hinter der Zeitung hervor.

Angelika seufzte jetzt vernehmlich.

„Man kann es dir nie recht machen. Eben noch hast du behauptet, dass du keine Freunde hast und die ganze Zeit alleine bist. Da müsstest du dich eigentlich über Besuch freuen."

„Ich habe gesagt, dass ich keine Freunde mehr habe, weil die alle tot, dement oder bettlägerig sind. Das stimmt. Aber ich habe mich nicht beklagt, dass ich einsam bin."

Ihr Vater ließ die Zeitung sinken und sah zu seiner Tochter hinüber. „Ich kann jetzt endlich machen, wozu ich Lust habe."

Er steckte den Kopf wieder in die Zeitung.

„Im Moment habe ich zum Beispiel überhaupt keine Lust, mich mit dir zu unterhalten. Du hättest dich anmelden sollen. Das wäre höflicher gewesen."

Angelika stöhnte jetzt. Entnervt zog sie ihren Mantel aus, behielt ihn aber in Händen. Sie hatte nur kurz nach dem Vater sehen wollen, auch um vor dem schlechten Gewissen

Ruhe zu haben. Heute passte es gerade zwischen zwei Terminen. Der Anblick des alten Herrn in ausgeleierten Unterhosen gab ihren Befürchtungen neue Nahrung. Der Vater wurde nachlässig. Nicht viel fehlte und er verwahrloste. Wurde der Vater nun dement? Sie würde öfter vorbeikommen müssen, um genauer zu beobachten, wie die Krankheit von ihm Besitz ergriff. Dann musste sie einschreiten. Eine andere Perspektive sah die Tochter nicht. Ihr graute davor, sich den selbstbewussten Vater als erinnerungslosen Greis vorzustellen. Noch war es nicht so weit.

Angelika ging zum Fenster und riss es auf.

„Du musst mal lüften. Deine Wohnung ist total überheizt."

„Mach das Fenster wieder zu", knurrte der alte Herr hinter seiner Zeitung. „Das ist meine Wohnung. Ich kann hier so viel heizen, wie ich will. Pass bloß auf, dass ich dir das nächste Mal die Tür nicht splitterfasernackt öffne."

Angelika schüttelte es innerlich, obwohl, das konnte sie sich aber erst später und dann durchaus amüsiert eingestehen, sein despektierlicher Starrsinn ihr imponierte, wenn sie nicht zugleich fürchten müsste, darin dem Vorboten unaufhaltsamer Senilität zu begegnen.

So erkannte sie ihren Vater kaum wieder. Sie hatte erwartet, der Vater würde stilvoll altern. Er würde bis zuletzt Wert auf ein gepflegtes Äußeres legen, der morgendliche Gang ins Badezimmer würde ihm wichtiger sein als die Zeitungslektüre. Wer anfing, sein Äußeres zu vernachlässigen, um dessen Geist musste man fürchten. Das hatte der Vater betont, nachdem er seinen Freund Georg im Altenheim besucht hatte. Wenn die Pfleger Georg nicht täglich aus seinem Schlafanzug schälen würden, wochenlang würde der in dem stinkendem Zeug stecken bleiben, hatte der

Vater enttäuscht bemerkt und sich die zerfurchte Stirn mit den Fingerspitzen glatt gestrichen – eine Geste, die Angelika liebte, weil sie alles zusammenzufassen schien, wofür ihr Vater stand. Sein Selbst- und sein Verantwortungsbewusstsein, seine Disziplin und auch seine Nachdenklichkeit.

Jetzt hing sein weißes Haar in losen Strähnen um seinen Kopf herum, auf seinem Kinn spross ein spärlicher Dreitagebart, unter den Fingernägeln entdeckte sie schwarze Ränder. Angelika schämte sich für ihren Vater.

„Willst du schon wieder gehen?", fragte Walter und störte sie in ihren selbstmitleidigen Betrachtungen.

„Wieso?", fragte Angelika. „Du hältst deinen Mantel immer noch über den Armen. Das sieht nicht so aus, als wenn du Zeit hättest, dich mit mir zu unterhalten."

Es war eine Feststellung, die Angelika beschämte.

„Ich könnte uns einen Kaffee kochen."

Seine hellen Augen sahen sie freundlich an. Um seinen Mund spielte ein mildes Lächeln, das den Fältchen auf seinen Wangen folgend beinah bis zu den Augen hochkroch.

„Heute nicht", entschuldigte sich Angelika. „Ich habe tatsächlich nur wenig Zeit. Wir stehen vor einem wichtigen Geschäftsabschluss."

Sie sah auf ihre Armbanduhr.

„Und eigentlich müsste ich schon wieder unterwegs sein."

„Schade", sagte ihr Vater. „Warum bist du denn überhaupt vorbeigekommen?"

„Wie ich schon sagte, Vater, ich wollte mal nach dir sehen."

„Und hast du jetzt genug gesehen?"

Über der Unterhose trug der Vater ein blau-weiß gestreiftes Hemd, darunter sah man die Nähte eines Unterhemdes.

An den Füßen trug er schwarze Socken, als hätte er sich gerade die Hose überstreifen wollen, als es an der Tür klingelte.

„Ach Vater, ich mache mir Sorgen um dich", antwortete Angelika gereizt.

„Das kannst du auch in deinem Büro machen. Dazu musst du nicht unangemeldet hier auftauchen", antwortete ihr Vater lapidar und erhob sich aus dem Sessel.

„Schickes Kostüm."

Angelika merkte, wie ihr Vater sie unverhohlen musterte. Sie war stolz auf ihre schlanke Figur, die sie mit eng anliegenden Röcken betonte.

„Danke", antwortete sie überrascht darüber, dass den Vater Kleiderfragen überhaupt noch interessierten. Sie wandte sich zum Gehen. Der Vater folgte ihr.

Als sie die Türklinke hinunterdrückte, spürte sie ein heftiges Zwicken in ihrer linken Pobacke. Entrüstet drehte sie sich um.

Die hellen Augen des Vaters lachten sie verschmitzt an.

„Ruf das nächste Mal vorher an, wenn du mich besuchen willst", sagte er und schob sie sanft aus der Tür hinaus.

Langsam stieg Angelika die Treppen hinunter. Bei jedem Schritt spürte sie, wie zwei Finger in das straffe Fleisch ihrer Pobacke kniffen. Ihr Vater wurde infantil! Angelika brauchte frische Luft. Bis heute hatte sie versucht zu verdrängen, dass auch ihr Vater dement werden könnte und dass sie dann für ihn verantwortlich wurde. Bis heute hatte er auf sie einen kompetenten Eindruck gemacht. Auf der anderen Seite, argumentierte sie und verlangsamte ihren Schritt, nur weil ihr Vater keinen Wert mehr auf sein Äußeres zu legen schien, musste er noch lange nicht dement werden. Vielleicht ließ er nur ein wenig nach, vielleicht tat er jetzt einfach Dinge, die er sich immer verboten hatte, beruhigte sie sich. Vielleicht kam jetzt der Mensch zum Vorschein, der er auch hätte sein können, wenn ihm seine Selbstdisziplin nicht einen anderen Auftrag erteilt hätte.

Angelika begann leise zu kichern. Vielleicht hatte ihr Vater das schon immer tun wollen, den Frauen in den Hintern kneifen. Sie runzelte die Stirn, zögerte einen Moment bevor sie den Autoschlüssel ins Türschloss steckte. Sollte er doch, der alte Herr, dachte sie trotzig. Nur ihm dabei zusehen, das wollte sie nicht. Angelika stieg ins Auto und startete den Motor. Sie würde ihm eine Pflegerin besorgen. Der konnte er täglich in den Po kneifen. Angelika lächelte zufrieden und trat auf das Gas.

Waltraut

„Sie ist weg."

Leichenblass stand Frau Hofer in der Tür.

„Sie ist nicht mehr da."

Ihre helle Stimme klang zittrig.

Anja sah die alte Dame, deren Pflege sie erst gestern übernommen hatte, erstaunt an. Sie verstand nichts. Frau Hofer besaß kein Haustier. Ihr Hund war vor vier Jahren gestorben. Damals sei sie vierundachtzig gewesen und habe die Verantwortung für ein junges Tier nicht mehr übernehmen wollen, hatte sie Anja erklärt. Ein junger Hund bräuchte regelmäßigen Auslauf. Da könne sie nicht mehr mithalten, obwohl sie damals noch ohne Rollator unterwegs gewesen sei. Aber man müsse realistisch bleiben. So ein junges Tier verlange viel Aufmerksamkeit und Zeit für seine Erziehung. Diese verfetteten Schoßhündchen, die sich von schlecht gekleideten Menschen wie Handtaschen herumtragen ließen, die seien im Grunde keine Hunde mehr. Ein richtiger Hund müsse gehorchen lernen und seine Herrin respektieren. Erst dann könne man sich auf ihn verlassen. Mit Dienstboten ginge es einem nicht anders. Ein Hund sei kein Kuscheltier, sondern ein zuverlässiger Begleiter und Beschützer seines Herren. Früher, auf ihrem Gut, hätten sie immer Hunde gehabt und es wäre undenkbar gewesen, dass ihre Mutter zugelassen hätte, dass die Hunde es sich auf dem Sofa oder in einem Kinderbett bequem gemacht hätten. Ihr Mann sei da weicher gewesen. Sie sehe noch, wie er abends abgespannt in seinem Sessel saß, die Tagesschau sah und den Hund kraulte, der brav neben seinen Beinen

Platz genommen hatte. Sie hätten ja keine Kinder haben können. Aber aufs Sofa wäre der Hund ihr nie gekommen.

Beeindruckt hatte Anja dieser Lektion einer erfahrenen Hundehalterin gelauscht. Ihre Kollegin hatte sie zwar gewarnt, Frau Hofer halte sich für etwas Besseres, aber die Achtundachtzigjährige in dunkler Hose und Bluse, dem goldenen Amulett um den Hals und den viel zu schweren Ringen an den dünnen Fingern vor sich stehen und ihr eine Lektion erteilen sehen, das war etwas anderes.

„Sie ist nicht mehr da.“

Waltraut flüsterte jetzt, stand mit hängenden Schultern vor Anja und sah sie unendlich verloren an.

„Ich guck gleich mal“, sagte Anja beschwichtigend, ohne im Geringsten eine Ahnung zu haben, wonach sie suchen sollte. Hauptsache, Frau Hofer brach nicht in Tränen aus. Man brauchte viel Geduld, um einen alten Menschen, der sich in sein Weinen hineingesteigert hatte, da wieder herauszuholen und ihm Zuversicht zu geben.

Anja schloss die Haustür hinter sich, hängte ihre Jacke in der Garderobe auf und lief über einen persischen Teppich, der den kühlen Marmorfußboden in der Halle bedeckte, ins Wohnzimmer.

Sie hatte wieder geklingelt, mehrmals, und jedes Mal hatte sie das Gesicht verzogen, weil der Ton ungeheuerlich schrill und laut aus dem Inneren des Bungalows drang. Waltraut hatte sich das Alarmsignal vor Jahren installieren lassen, als sie merkte, dass ihr Gehör nachließ. Es gab Dinge, über die sie die Kontrolle nicht abgeben wollte.

Anja versuchte zu erkennen, ob sich irgendetwas im Wohnzimmer verändert hatte. Sie hatte sich angewöhnt, die Einrichtung und Gegenstände im Haus eines alten Patienten so schnell wie möglich im Gedächtnis zu speichern.

Die wenigen Stunden im Haushalt von Frau Hofer hatten dazu bisher nicht ausgereicht.

Das große, helle Wohnzimmer barst vor Antiquitäten. Altes Porzellan stand in Vitrinen oder auf Ständern in den Regalen. An den Wänden über einer ausgeblichenen hellgrünen Tapete hingen zahlreiche Ölschinken, kleine Perserteppiche überlappten einander auf dem Boden. In den zierlichen Sesseln saßen bestickte Kissen und überall waren silberne Becher, Kerzenständer, Messer und Schalen, von denen Anja nicht wusste, wozu sie gut waren, verteilt. Sie war nur froh, dass sie hier nicht putzen musste. Am liebsten hätte sie den ganzen Kram in einem Schrank verstaut, um nicht das Gefühl zu haben, dafür verantwortlich gemacht zu werden.

Anja gab auf. Sie konnte nicht feststellen, ob etwas fehlte. Frau Hofer war ihr ins Wohnzimmer gefolgt. Anja drehte sich fragend zu ihr um. Sie erkannte den misstrauischen Blick sofort und wappnete sich innerlich. Es war wichtig, sich in den Wohnungen der Patienten schnell auszukennen, um ihnen das Gefühl zu geben, man habe sie schon lange in ihrem Leben begleitet. Es erleichterte ihre Arbeit, wenn die Patienten früh schon Vertrauen zu ihr fassten. Andererseits war das nichts Beständiges. Von heute auf morgen konnten sie einen beschuldigen, sie bestohlen zu haben. Anja versuchte das Misstrauen nicht persönlich zu nehmen, sonst hätte sie ihren Beruf an den Nagel hängen können.

Sie hatte schon einmal gedacht, dass Altenpfleger der ideale Beruf für Menschen mit Beziehungsstörungen war, die eine dauerhafte Verbindung nicht durchhielten und denen es schwerfiel, anderen zu vertrauen. So einen Menschen überraschte es nicht, wenn er plötzlich schlecht behandelt wurde. Darauf wartete er schließlich. Anja gehörte zu den anderen, jenen Menschen, von denen Beziehungsgestörte magisch angezogen wurden und vor denen sie irgendwann panisch davonliefen, weil sie die beständige Anteilnahme nicht mehr aushielten. Angehörige nannten Anja bei sich eine treue Seele und waren froh, ihr alles überlassen zu können. Anja musste schon mal mit Nachdruck darauf hinweisen, dass sie als Altenpflegerin ins Haus kam und nicht als Putzfrau.

„Was machen Sie überhaupt hier?", herrschte Frau Hofer Anja an.

„Ich kann mich nicht erinnern, dass ich Sie eingeladen habe wiederzukommen."

„Nein, das brauchen Sie auch gar nicht. Ich kümmere mich jetzt um Sie. Ich komme jetzt jeden Tag zu Ihnen, fast jeden Tag", antwortete Anja geduldig. Sie sprach direkt in Frau Hofers Ohr.

Die Kollegin, die sie während ihres Urlaubs vertrat, hatte ihr geraten, darauf zu achten, dass Frau Hofer ihr Hörgerät einsetzte und es dann auch richtig einstellte. Gewöhnlich benutzte Frau Hofer es nur zum täglichen Spaziergang. Sie behauptete, in der Wohnung keines zu brauchen, weil sie in der Nähe noch sehr gut höre und sie ohnehin nie Besuch bekäme. Aber beim Spaziergang, ihrer täglichen Runde, die sie mühselig auf den Rollator gestützt absolvierte, überwog dann die Neugier, sich beim Nachbarn nach dem Wohlergehen zu erkundigen und sich von ihrem Schlachter, ihrem Bäcker und ihrem Obstmann hofieren zu lassen.

Die grüßten sie zuvorkommend: „Guten Tag, Frau Hofer. Was darf es denn heute sein?"

Und die alte Dame strahlte. Sie verkniff sich das Strahlen aber schnell, erwiderte den Gruß etwas von oben herab und fragte spitz, ob das Graubrot denn von heute sei. Dabei sei das Graubrot immer von heute, hatte die Kollegin erklärt und die Augen verdreht.

Anja vergaß nie, wenn sie einen neuen Pflegefall übernahm, sich bei den Kollegen zu erkundigen. Das ersparte ihr viel Mühe. Am Morgen hatte sie Frau Hofer überredet, das Hörgerät einzusetzen – sie müssten sich erst kennenlernen und Frau Hofer hätte ihr doch noch so viel über den Haushalt zu erklären.

„Ich kümmere mich jetzt um Sie. Wir haben das gestern schon besprochen, dass die Regine nicht mehr kommen kann."

Frau Hofers braune Augen verfinsterten sich. Ihr Haar trug sie wie auf den silber gerahmten Fotos auf der Anrichte, an der sie sich nun festhielt, in einem Knoten nach hinten gebunden. Auf den Fotos lag es noch dicht über der Schädeldecke. Jetzt konnte man durch das Spinnennetz direkt auf die fahle Haut sehen. Diese Frisur musste viel Arbeit machen, hatte Anja an ihrem ersten Tag gedacht und sich vorgenommen Frau Hofer langsam dazu zu überreden, sich die Haare abschneiden zu lassen.

„Sie waren das", stieß Waltraut hervor und fixierte Anja böse. „Sie haben sie geklaut!"

Anja biss sich leicht auf die Unterlippe. Das war es also. Anja war schon häufiger des Diebstahls bezichtigt worden und immer hatte sie versucht, es sich nicht zu Herzen zu nehmen. Aber diesmal spürte sie, wie das Blut in ihrem Kopf hochstieg, als wäre sie tatsächlich ertappt worden. Mühsam unterdrückte Anja ihre Wut. So kannte sie sich gar nicht. Frau Hofers Autorität hatte sie eingeschüchtert.

„Was wollen Sie schon wieder hier? Wollen Sie noch mehr mitnehmen?"

Frau Hofer stand jetzt aufrecht vor ihr und obwohl sie ihr

nur bis zu den Schultern reichte, fühlte Anja sich ausgeliefert. Die alte Dame erinnerte sie an eine frühere Lehrerin, eine strenge, aber gerechte kleine Person, deren Respekt sich die Schüler verdienen mussten. Anja hatte ein Lob der kleinen Person immer besonders viel bedeutet.

„Frau Hofer", sagte sie langsam. „Jetzt beruhigen Sie sich doch wieder. Was ist denn weg?"

„Jetzt tun Sie doch nicht so!" Waltraut kniff die rosa geschminkten Lippen zusammen. „Das wissen Sie ganz genau. Mir brauchen Sie doch nichts vormachen. Glauben Sie etwa, Sie könnten sich hier einschleichen und mich allmählich ausrauben? Da müssen Sie früher aufstehen, meine Liebe! Ich bin schon mit ganz anderen Leuten fertig geworden."

Anja spürte einen warmen Windhauch in ihrem Gesicht, Ajona-Zahnpasta. Waltraut hatte die Marke seit der Kindheit nicht gewechselt.

Anja versuchte, sanft zu lächeln. Vielleicht würde Frau Hofer gleich wieder vergessen, dass sie etwas vermisste.

„Ich mache Ihnen jetzt erst mal Ihren Kaffee."

Der strenge Blick, den Waltraut penetrant auf sie richtete, war ihr unangenehm. Eigentlich hatte sie sich daran gewöhnt, dass ihre Patienten sie lange anstarrten und dachte sich nichts mehr dabei. Jetzt fühlte sie sich unbehaglich. Sie kannte die Wohnung noch nicht gut genug, um sich rechtschaffen verteidigen zu können.

Anja ließ Frau Hofer stehen, um in die Küche zu gehen. Noch bevor sie die Wohnzimmertür erreicht hatte, hörte sie einen neuerlichen Aufschrei.

„Geben Sie sie wieder raus! Damit kommen Sie nicht durch! Mein Neffe ist bei der Polizei, der wird Sie ins Gefängnis bringen! Glauben Sie ja nicht, dass Sie so einfach davonkommen!"

Anja drehte sich zu Frau Hofer um. Die alte Dame hatte ein paar Schritte nach vorne gemacht und stand nun vor einem hölzernen Gestell, das Anja zuvor mit dem Rücken verdeckt hatte.

„Vermissen Sie Ihre Flöte?", fragte Anja erleichtert und deutete auf den Notenständer.

„Welche Flöte?" Frau Hofer sah sie irritiert an. „Ich habe nie eine Flöte besessen."

Sie zeigte auf den schwarzen Flügel am Ende des großen Wohnzimmers.

„Ich spiele Piano", sagte sie stolz. Dann sah sie auf ihre Finger, die sie leicht spreizte. „Habe gespielt. Jetzt wollen die Finger nicht mehr so richtig."

Frau Hofer sah Anja vorwurfsvoll an.

„Ich mache jetzt mal Ihren Kaffee", wiederholte Anja.

„Ja", antwortete Waltraut. „Nein, erst rücken Sie sie wieder raus!", rief sie mit schriller Stimme.

Anja machte einen Schritt auf Frau Hofer zu. „Das glauben Sie doch nicht im Ernst. Sie werden sich doch nicht so einfach beklauen lassen", beschwichtigte Anja und fügte hinzu: „von jemandem wie mir. Dazu bin ich gar nicht raffiniert genug. Das hätten Sie doch längst durchschaut."

Frau Hofers Züge entspannten sich. Ein kleines Lächeln huschte über ihr Gesicht. Die Haut lag straff über den Wangenknochen. Waltraut hatte Puder und Rouge aufgetragen. Sie roch nach den fünfziger Jahren. Frau Hofer musste eine schöne Frau gewesen sein, dachte Anja, aber immer etwas überheblich.

Waltrauts Gesichtzüge fielen in sich zusammen.

„Sie ist weg. Sehen Sie nur, sie ist weg", flüsterte sie wieder und zeigte auf den hölzernen Notenständer.

„Ja, was denn?" Anja wurde ungeduldig. „Was ist weg?"

„Die Bibel, unsere Familienbibel."

Anja konnte sich nicht daran erinnern, eine Bibel im Haus gesehen zu haben.

„Und die lag dort auf dem Notenständer?"

Frau Hofer warf ihr einen entrüsteten Blick zu.

„Das ist kein Notenständer, das ist ein Lesepult!"

„Dann eben ein Lesepult", antwortete Anja ungerührt.

„Sind Sie sicher, dass sie dort gelegen hat?"

„Sie liegt immer auf dem Lesepult."

Anja sah sich im Wohnzimmer um.

„Mein Bruder, der hat so viele Bücher, der sucht auch ständig nach irgendeinem Buch." Anja grinste. „Der liest mehrere Bücher gleichzeitig. Wo sitzen Sie denn, wenn Sie in Ihrer Bibel lesen?"

„Ich lese nicht in der Bibel", antwortete Waltraut pikiert.

Anja zuckte leicht mit den Schultern. Also hatte sie doch recht gehabt, als sie nach einem kurzen Rundgang durch die Wohnung geschlossen hatte, dass hier kein religiöser Mensch lebte, jedenfalls niemand, der seine Religion offen praktizierte. So etwas zu wissen war wichtig, damit man die alten Menschen nicht beleidigte, falls das Gespräch auf den lieben Gott kam.

„Ach so", sagte Anja langsam und überlegte. „Die Bibel liegt also immer da auf dem Noten-, ähm, Lesepult. So ein dickes Buch kann ja nicht einfach verschwinden."

Anja ging zum Bücherregal.

„Ich guck mal hier schnell durch. Und wissen Sie was, Frau Hofer, wenn wir die Bibel nicht wiederfinden, dann kaufen wir eine neue. So teuer sind die ja nicht."

„Sie ungebildetes Ding!", zischte Frau Hofer und seufzte vernehmlich. „Die Bibel ist ein Erbstück. Sie ist schon seit dreihundert Jahren im Besitz meiner Familie. Sie ist sehr wertvoll, handgeschrieben, mit zahlreichen Illustrationen und einer Widmung des Prinzen. Was denken Sie sich eigentlich, die kann man nicht einfach neu kaufen!"

Allmählich verstand Anja. Sie war noch nie in einem Haushalt gewesen, in dem kostbare Gegenstände wie in einem Museum ausgestellt wurden.

„Sind Sie sicher, dass Sie die Bibel nicht woanders hingetan haben? Ich meine, wenn Sie so wertvoll ist, dann sollte man sie doch nicht so offen rumliegen lassen."

Waltraut sah Anja kühl an.

„Die Erinnerung an meine Familie halte ich in Ehren. Ich habe mein Lebtag keine Angst vor Dieben gehabt. Ich hätte das Buch Gottes jederzeit mit meinem Leben verteidigt."

Anja schwieg beeindruckt.

Waltraut sackte zusammen.

Anja wollte ihr gerade zur Hilfe eilen, als sie ein eisiger Blick traf.

„Bis Sie kamen und meine Gebrechlichkeit schamlos ausnutzten. Aber da müssen Sie schon früher aufstehen. Glauben Sie mir, das lasse ich mir nicht gefallen! Ich rufe jetzt meinen Neffen an, der ist bei der Polizei. Und Sie bleiben gefälligst hier und rühren sich nicht vom Fleck!"

Der Neffe, so hatte ihr die Kollegin erzählt, war gar kein Polizist. Er war Rentner und arbeitete für einen Wachdienst, weil er Karate konnte. Das sei ein ganz netter Kerl, der sich rührend um seine Tante sorgte, obwohl die ihn wie einen Dienstboten herumkommandierte. Nur in Gegenwart von anderen gab sie damit an, dass ihr Neffe bei der Polizei sei.

Anja war es recht. Der Neffe wusste sicherlich, wo die wertvolle Familienbibel war.

Es dauerte eine Weile, bis Frau Hofer zum Telefon

gegangen war, die Brille auf die Nase gesetzt, die Telefonnummer studiert und gewählt hatte.

Anja blieb im Wohnzimmer, um sie nicht zu verängstigen. Der Neffe versprach offenbar, sogleich vorbeizukommen. Frau Hofer stellte das schnurlose Telefon wortlos in den Ständer zurück.

Anja sah, dass sie müde war. Die Aufregung hatte sie angestrengt. Sie überredete die alte Dame, sich in den Sessel zu setzen und dort auf den Neffen zu warten.

In der Zwischenzeit würde sie in der Küche das Tablett mit dem Nachmittagskaffee bereiten. Der Pflegedienst hätte ihre Adresse von zu Hause. Sie bräuchte sich keine Sorgen zu machen, dass sie abhauen würde.

Frau Hofer nickte erschöpft und setzte sich langsam hin. Die Hosenbeine rutschten leicht nach oben. Wieder bemerkte Anja, dass Frau Hofer keine Strümpfe trug. Wahrscheinlich kam sie mit den dünnen Nylons nicht mehr zurecht.

Während Anja in der Küche langsam, weil auch sie Zeit brauchte, sich an Frau Hofer zu gewöhnen, ein mürbes Knäckebrot mit Butter und Marmelade bestrich, erschien Kommissar Derrick im Türrahmen des Wohnzimmers.

Anja stand mit gesenkter Pistole neben einem am Boden liegenden Männerkörper.

„Ich muss Sie jetzt mitnehmen", sagte Derrick müde.

Anja hatte in Notwehr geschossen. Der Neffe hatte sie reinlegen wollen, hatte die Bibel selbst zur Seite geschafft und ihr, der neuen Pflegekraft, den Raub in die Schuhe geschoben.

Anja leckte die Marmelade vom Finger und kicherte. Jetzt wusste sie, wieso ihr das Haus von Frau Hofer irgendwie bekannt vorgekommen war. Als Kind hatte sie Derrick schon häufig in dem Wohnzimmer stehen sehen, dem Wohnzimmer eines wohlhabenden Bürgers, den Derrick aus seinen schwarz unterlaufenen Glubschaugen unerbittlich und dabei so traurig anstarrte. In ihrem Bekanntenkreis gab es kein stilvoll eingerichtetes Wohnzimmer, in dem sich seit fünfzig Jahren nichts mehr verändert hatte, wie jenes, in dem Frau Hofer sich gerade erholte.

Bevor sie das Tablett mit dem kleinen Imbiss ins Wohnzimmer tragen konnte, klingelte es. Anja schrak zusammen.

Dann erinnerte sie sich, dass ihre Kollegin gesagt hatte, der Neffe wohne ganz in der Nähe und wäre gut zu erreichen. Er habe einen Schlüssel. Sie hatte sich gewundert, warum das so wichtig sein sollte, da Frau Hofer auf sie einen recht stabilen und vor allem zurechnungsfähigen Eindruck gemacht hatte.

Der Neffe war ein freundlicher älterer Herr in schwarzer Lederjacke und Jeans. Er hielt entschuldigend den Schlüssel in der Hand.

„Ich wollte Sie nicht einfach so überfallen. Und meine Tante hört ja nichts mehr."

„Doch, doch", nickte Anja. „Ich habe ihr heute morgen das Hörgerät eingesetzt."

„Alle Achtung." Der Neffe nickte anerkennend. „Gleich am zweiten Tag. Meine Tante kann ja manchmal sehr eigensinnig sein. Und dann ist sie wieder eine Seele von Mensch."

Die menschliche Seele hatte Anja noch nicht kennengelernt.

„Ist sie da drin?", fragte er und nickte in Richtung Wohnzimmer.

„Ja, die Aufregung hat ihr ziemlich zugesetzt. Sie muss sich erst einmal erholen. Ich habe am Anfang gar nicht verstanden, worum es ging. Wissen Sie, in meinem Beruf kommt es häufiger vor, dass ein Patient einen beschuldigt, etwas gestohlen zu haben. Manche reden von nichts anderem mehr. Man muss sie halt zu nehmen wissen und beruhigen und das einfach auch mal so stehen lassen. Aber Frau Hofer – von ihrer Frau Tante hätte ich das nicht gedacht. Sie muss diese Bibel irgendwo verlegt haben. Ich hatte noch keine Zeit, nach ihr zu suchen", sprudelte es aus Anja hervor.

„Lassen Sie uns einen Moment in die Küche gehen. Ich will Ihnen das erklären. Ich hatte erwartet, dass man Sie einweist, bevor Sie die Betreuung meiner Tante übernehmen. Tut mir leid, dass ich gestern nicht da sein konnte", antwortete der Neffe ruhig und ging in die Küche voraus.

Anja lehnte sich gegen die weiße Küchentheke, an der sie kaum Gebrauchsspuren hatte entdecken können, obwohl sie mindestens zwanzig oder dreißig Jahre alt war.

„Vielleicht wollte sie einfach nicht zugeben, dass sie die Bibel verschlampt hat. Ihre Tante scheint ein sehr ordentlicher Mensch zu sein."

„Allerdings." Der Neffe lächelte vielsagend. „Als Kind hat sie einem das Leben ganz schön schwer gemacht. Ich bin oft nachmittags bei ihr gewesen, weil meine Mutter gearbeitet hat. Manchmal hatte ich das Gefühl, ich musste schon aufräumen, bevor ich überhaupt angefangen hatte zu spielen."

Der Neffe sah aus dem Fenster.

„Ich fürchte, das ist auch der Grund, warum sie sich jetzt so aufregt. Alles muss an seinem Platz sein. Ich habe die Bibel vor einigen Jahren schon in ihren Safe gelegt. Sie war damit einverstanden, weil sie sich solche Sorgen machte, dass jemand das wertvolle Buch stehlen könnte. Sie wollte selbst gar keinen Schlüssel zum Safe haben. Seitdem vergisst sie regelmäßig, dass es in ihrem Haus einen Safe gibt, in dem die Bibel sicher verwahrt liegt. Das ist so eine komische Geschichte, weil meine Tante geistig", er tippte sich mit den Fingern gegen die Stirn, „noch gut beieinander ist. Selbst ihr Kurzzeitgedächtnis funktioniert noch ganz ordentlich."

Der Neffe hielt inne.

„Na ja, bis auf regelmäßig essen und waschen und so etwas. Wie dem auch sei, alle paar Wochen entdeckt sie, dass die Bibel nicht mehr auf dem Lesepult liegt, bekommt einen Riesenschreck und regt sich ungeheuerlich auf. Da können Sie gar nichts machen. Sie erinnert sich einfach nicht. Das ist jetzt so."

Anja atmete erleichtert auf.

„Ich gehe jetzt zu ihr rein und dann schließe ich den Safe auf, zeige ihr die Bibel und schließe wieder zu. Damit ist die Sache erst mal vergessen und wenn es wieder passiert, wissen Sie, dass Sie mich jederzeit anrufen können."

Der Neffe machte eine kleine Pause.

„Ansonsten ist meine Tante, glaube ich, ganz umgänglich. Wenn man ihren Anweisungen Folge leistet", fügte er lachend hinzu.

Der Safe hing hinter einer Landschaft in Öl, weite Felder, auf denen reife Ähren umsäumt von Birken und Tannen standen. Irgendwo in Ostpreußen, erfuhr Anja später, der Heimat von Frau Hofers Familie, einer Heimat, aus der sie vertrieben worden war und in der sie große Ländereien und Gehöfte hatten zurücklassen müssen. Anja interessierte sich nicht besonders für Geschichte, aber wenn die alten Leute aus Kriegszeiten erzählten, dann hörte sie zu. Dann hatte sie nicht das Gefühl, dass die Erlebnisse der Alten etwas mit jenen Jahreszahlen zu tun hatten, die den Geschichtsunterricht so langweilig gemacht hatten. Die

Alten hatten damals eine schwere Zeit durchgemacht, dachte Anja, aber sie hatten überlebt und danach ging es bei den meisten bergauf. Da mussten sie sich nicht beklagen, fand Anja, die als alleinerziehende Mutter zweier Kinder gerade so über die Runden kam.

Frau Hofer beklagte sich nie. Sie war stolz auf ihre blaublütige Herkunft, hatte aber einen Bürgerlichen geheiratet, so viel hatte sie Anja schon am ersten Tag verraten. Nun musste sie nur noch herausfinden, ob es Frau Hofer leidtat, unter ihrem Stand verheiratet gewesen und dann auch noch kinderlos geblieben zu sein.

Anja sah, wie Frau Hofers Finger behutsam über die Seiten der Bibel strichen. Das Buch war in dunkelbraunes Leder gebunden und hatte einen Goldrand. Anja hatte noch nie ein so altes und wohl auch wertvolles Buch in den Händen gehalten. Sie hielt sich in gehörigem Abstand. Das Tablett mit dem Nachmittagskaffee immer noch in der Hand.

„So, Tante Waltraut, jetzt lege ich die Bibel wieder in den Safe zurück und du lässt dir deinen Kaffee schmecken", sagte der Neffe laut und versuchte, beruhigend zu klingen.

Er zog die Bibel von Waltrauts Schoß. Frau Hofer beobachtete, wie er sie in den Safe zurücklegte, die Stahltür verschloss und die ostpreußische Landschaft wieder davorhängte.

Anja sah auf ihre Uhr.

„Ich müsste jetzt eigentlich weiter, zum nächsten Patienten", flüsterte sie und verzog die schmalen Lippen entschuldigend.

„Gehen Sie nur, ich kümmere mich um meine Tante. Ich bleibe noch ein bisschen bei ihr. Sie kommen ja morgen wieder."

Waltraut kaute langsam ihr Knäckebrot mit Orangen-marmelade.

„Ich komme morgen wieder und dann machen wir endlich einen Spaziergang. Dazu ist heute nicht mehr genug Zeit", kündigte Anja an.

„Ich gehe jeden Tag spazieren", antwortete Frau Hofer spitz, nahm ihre Kaffeetasse und trank in kleinen Schlucken, als hätte sie Anja völlig vergessen.

Anja nickte dem Neffen noch einmal zu. Ihre Kollegin würde sie sich gleich nach dem Urlaub vorknöpfen, dachte Anja, als sie den Weg zu ihrem Auto entlanglief. Das mit der Bibel hätte sie ihr sagen müssen. Was Frau Hofer zum Kaffee isst, hätte sie ihr auch noch selbst erzählen können.

Am Nachmittag des nächsten Tages benutzte Anja zum ersten Mal den Haustürschlüssel. Vielleicht schlief die alte Dame noch. Die Aufregung des Vortags hatte ihr womöglich mehr zugesetzt, als der friedliche Anblick der frühstückenden Frau Hofer am Morgen den Anschein erweckt hatte.

Anja war froh, den Schlüssel benutzten zu können. Sie konnte den schrillen Klingelton nicht ertragen. Er machte sie aggressiv. Als Betreuerin gelang es ihr öfter, Gewohnheiten abzustellen, wenn sie ihr auf die Nerven gingen. Angehörige schafften das nie.

„Anja sind Sie das?"

„Ja", rief Anja zurück und versuchte herauszufinden, woher die klare Stimme kam.

Da kam ihr Frau Hofer schon im Flur entgegen. Sie hangelte sich an der Wand und den Möbeln entlang, weil sie den Rollator nicht in der Wohnung benutzen wollte.

„Bringen Sie mir doch bitte meine Stiefel. Ich möchte

einen Spaziergang machen", forderte Frau Hofer bestimmt und schlurfte weiter ins Wohnzimmer.

Anja waren alte Menschen, die wussten, was sie wollten, lieber als solche, die ständig zauderten und zu jedem kleinen Schritt bewegt werden mussten.

In der Garderobe fand sie ein paar ausgetretene Lederstiefel mit einem Reißverschluss an der Seite. Die Sohle hatte Profil und die Schuhe wenig Damenhaftes an sich. Gutsherrinnenstiefel, dachte Anja und freute sich, so früh einen Spitznamen gefunden zu haben, der ihren Kollegen und Bekannten gleich einen deutlichen Eindruck vermitteln würde, wenn sie von ihrer Gutsherrin erzählte.

Frau Hofer war mittlerweile im Wohnzimmer angekommen und strebte auf den Sessel zu.

Anja blickte auf ihre Füße, die in Pantoffeln steckten. Die Beine waren nackt.

Sie stellte die Schuhe neben den Sessel.

„Warten Sie, ich hole Ihnen noch ein paar Strümpfe", sagte Anja, ohne weiter auf Frau Hofers energisches: „Nein, das brauchen Sie nicht!" zu achten.

Im Schlafzimmer suchte sie in der Kommode nach einer Strumpfhose. Die Sonne schien zwar, aber die Luft war noch kalt. Am Morgen hatte Frau Hofers Thermometer, das am Küchenfenster klebte, knapp zwei Grad über null angezeigt.

Anja fand Unterwäsche, Taschentücher, Schals, Pullover, alles ordentlich aufeinandergelegt, nur Strümpfe fand sie nicht, noch nicht einmal ein paar Socken.

Sie ging zur Kommode, die auf der anderen Seite des Bettes stand und die Frau Hofers verstorbenem Mann gehört haben musste. Dort lag seine Uhr neben seiner ledernen Brieftasche, als würde er jeden Moment hereinkommen, um sie an sich zu nehmen. In der untersten Schublade fand Anja dicke Wollsocken und auch ein Paar schwarze Kniestrümpfe. Das musste fürs Erste reichen.

Im Wohnzimmer wartete Frau Hofer in ihrem Sessel. Die nackten Füße mit den leicht gekrümmten Zehen – Anja war erstaunt, wie wenig sie von dem langen Leben verbogen waren – standen auf den Pantoffeln.

Anja kniete sich vor Frau Hofer hin.

„Beeilen Sie sich doch", sagte Frau Hofer herrisch, „noch scheint die Sonne."

„Ja, die scheint noch ein Weilchen", antwortete Anja und hob Frau Hofers rechten Fuß an. Den Kniestrumpf hatte sie zusammengerollt, um ihn leichter über den Fuß schieben zu können. Sie zog die Spitze über die Zehen.

„Was machen Sie da?", rief Frau Hofer in jenem vorwurfsvollen Ton, der bei Anja sofort Schuldgefühle auslöste.

„Ich habe leider nur diese Strümpfe von Ihrem Mann gefunden. Ich werde Ihnen morgen gleich ein Paar mitbringen", erklärte Anja.

„Sind Sie jetzt völlig verrückt geworden?", herrschte Frau Hofer sie an und trat ihr mit aller Kraft in den Bauch.

Anja kippte nach hinten auf den Boden. Sie schnappte nach Luft.

„Ich habe in meinem Leben noch nie Strümpfe getragen!", schrie Waltraut.

Das hätte die Kollegin ihr sagen müssen, dachte Anja fassungslos. Das hätte sie wissen müssen.

Wilhelm

Er hatte sie schon öfter hier gesehen. Sie saß immer allein, immer am Fenster und immer aß sie ein Stück Schwarzwälder Kirschtorte. Er hatte ihr nie viel Beachtung geschenkt. Es gab viele alte Leute, die alleine in ein Café gingen. Die Freunde starben weg. Damit musste man sich abfinden.

Das Café Emma war beliebt bei alten Leuten. Es lag an einem künstlichen Teich inmitten des Bremer Bürgerparks. Entzückend hatte schon seine Mutter die bürgerliche Idylle genannt, mit zahlreichen blumengemusterten Plätzen an einer langgezogenen Fensterfront. Dabei hatte sie die Lippen so künstlich gespitzt, dass sein schlechtes Gewissen, sich nicht genug um die Mutter zu kümmern, Genugtuung erfuhr und verflog, weil sie nur schwer zu ertragen war.

Nun kam er selbst in dieses Café für alte Tanten, in dem sich nachmittags erstaunlich viele Mütter mit lärmenden Kleinkindern rumtrieben. Das war ihm früher nicht aufgefallen. Damals blieben die Mütter mit ihren Kindern auf dem Spielplatz. Er machte sich nichts aus Kindern. Sie störten ihn aber auch nicht.

Er war gelegentlich mit seinem alten Schulfreund Hans hierher gekommen, bevor Hans ins Krankenhaus musste, das er wahrscheinlich nicht mehr lebend verlassen würde. Hans war böse gestürzt, bei der Operation gab es Komplikationen. Sein Herz war nicht besonders stark.

An diesen Nachmittagen hatte er ihn zu Hause abgeholt, mit seinem alten BMW, den er noch fuhr, obwohl ihm die

Kinder zusetzten, er solle sich ein neues, kleines und vor allem sicheres Auto zulegen.

Ihn ärgerte es, dass sie sich in sein Leben einmischten. Sein BMW hatte ihn noch nie im Stich gelassen, abgesehen von den üblichen Alterserscheinungen, mit denen man rechnen musste. Kein Grund, ihn zum Schrottplatz zu fahren.

Die letzten Schritte zum Café Emma mussten sie zu Fuß gehen. Hans regte sich jedes Mal über die Radfahrer auf, die auf den Fußwegen durch den Bürgerpark rasten, obwohl das verboten war. Er spürte, dass Hans Angst hatte, angefahren zu werden. Hans war in den letzten Jahren klapprig geworden und griff, sobald er einen Radfahrer sichtete, nach seinem Arm.

Heute hatte er das Café zum ersten Mal ohne Begleitung betreten.

Als er sie am Fenster entdeckte, kam sie ihm wie eine Bekannte vor.

„Ist dieser Stuhl noch frei?"

Er hätte fragen müssen, ob er sich zu ihr an den Tisch setzen dürfe, schließlich gab es genügend freie Tische, selbst am Fenster noch. Er fürchtete, zu aufdringlich zu sein.

„Oh, ja bitte", antwortete sie als hätte sie ihn erwartet. Sie hatte lockiges graumeliertes Haar, das etwas zerzaust wirkte. Draußen war es windig.

Er hatte seine Mütze im Auto vergessen und die Kälte unangenehm auf der Schädeldecke gespürt, trotz des recht dichten Haarschopfs, auf den er stolz war.

„Die Schwarzwälder Kirschtorte kann ich sehr empfehlen", sagte sie und fügte hinzu: „Ich dachte schon, du kommst nicht mehr."

Dann lachte sie.

„Genau wie früher, der Wilhelm kommt immer zu spät, sagten die Leute. Aber gekommen bist du immer."

Ihre kleinen braunen Augen sahen ihn neugierig an. Die zarten Falten in ihrem blassen Gesicht zitterten vor Freude. Er nickte ihr zu.

„Ja, immer noch der Alte. Ich hoffe, du hast nicht zu lange gewartet."

„Nein, nein", antwortete sie geistesabwesend. „Die Apfeltorte darfst du nicht nehmen, die ist aufgetaut, nicht frisch gebacken wie früher. Aber die Schwarzwälder Kirschtorte ist wirklich lecker, die hält sich auch länger. Die tun da einen kräftigen Schuss rein", sagte sie anerkennend und drückte mit dem Zeigefinger auf die dunkle Schokoladenkruste.

Der Arzt hatte ihm Torten strikt verboten.

„Dann also ein Stück Schwarzwälder Kirschtorte und eine Tasse Kaffee", bestellte er beim Kellner.

Sie schwiegen und sahen aus dem Fenster. Ein Fremder hätte sie für ein altes Ehepaar halten können, so einträchtig war ihr Schweigen. Sie rührte ihre Torte nicht an, nippte nur hin und wieder am Kaffee, den sie schwarz trank.

„Sonst wird er kalt", sagte sie entschuldigend.

Als der Kellner sein Gedeck brachte, bestellte sie zwei Cognac.

„Ich habe immer eine Flasche Cognac im Haus, für Gäste, weißt du, und", fügte sie hinzu, als würde sie mit sich selbst sprechen, „ich war mir sicher, dass du wiederkommen würdest."

Er sah sie zärtlich an. Sie hatte sich ihren mädchenhaften Charme bewahrt. Vielleicht war er auch, nach all den Jahren, einfach wieder in ihrem Gesicht aufgetaucht.

„Ja, manchmal lohnt es sich, Geduld zu haben."

Sie schnitt mit der Gabel ein großes Stück Torte ab und stopfte es sich in den Mund. Dann kaute sie genüsslich. In den Mundwinkeln hingen schwarze Krümel.

Plötzlich kicherte sie.

„Ich hatte tatsächlich geglaubt, du hättest mich sitzen lassen. Mein Gott, war ich aufgeregt. Immer wieder bin ich zur Haustür gerannt, weil ich dachte, ich hätte dich klingeln hören. Und bin vor dem Spiegel in der Diele auf und ab gegangen. Ich hatte diesen wunderschönen roten Mantel an. Wenn ich mich drehte, wippte er hin und her. Und darunter ein grünes Seidenkleid."

Sie sah ihn verzückt an.

„Meine Mutter hat stundenlang daran genäht. Ich war schlanker als sie. Sie hatte es den ganzen Krieg hindurch aufbewahrt. Und dann kamst du nicht", prustete sie unerwartet giftig hervor und schaufelte ein weiteres Stück Schwarzwälder Kirschtorte in ihren kleinen Mund.

Sie kaute und er spürte Gewissensbisse, ein undefinierbares Gefühl, versagt zu haben, Gewissenbisse, die sich fast automatisch einstellten, sobald eine Frau ihm Vorwürfe machte. Ein eingeübter Reflex, stehen bleiben, schuldbewusst auf die Fußspitzen schauen, die Schimpftirade der Mutter über sich ergehen lassen und so schnell wie möglich das Weite suchen. Ihm lag es nicht, sich zu verteidigen.

„Es war unser Abschlussball."

Der altrosa Lippenstift war über die dünnen Lippen gerutscht.

„Ich war ein spätes Mädchen, kein Backfisch mehr. Ich hatte lange auf meine Tanzstunde warten müssen. Du warst ein paar Jahre jünger als ich und hast so getan, als würde dir das nichts ausmachen. Die Jungs in meinem Alter waren entweder schon verheiratet, kriegsversehrt oder tot. Es war ein wundervoller Ball. Ich schwebte in meinem grünen Kleid auf allen Wolken. Du warst ein großartiger Tänzer. Ich war so stolz auf dich. Ich hoffte, dass wir uns bald verloben würden. Am nächsten Tag warst du verschwunden."

Sie machte eine kleine Pause, betrachtete genüsslich das halbe Kuchenstück auf ihrem Teller, stach mit der Gabel hinein und flüsterte ihm zu: „Seitdem habe ich auf dich gewartet."

Ihre Offenheit irritierte ihn einen Moment. Dann griff er nach ihrer linken Hand.

„Jetzt bin ich ja da", erwiderte er leise.

Sie nickte zustimmend und kaute weiter.

Schweigend aßen sie ihren Kuchen. Mit der Gabel quetschte sie die letzten Krümel von ihrem geblümten Teller.

Ohne ihn anzusehen, griff sie nach ihrem Cognacschwenker und hielt ihn hoch. Ihre Hände waren außergewöhnlich breit für ihre einssechzig, auf die er sie schätzte. Selbst wenn sie etwas über ein Meter siebzig gewesen wäre, würden diese breiten Hände auffallen. Unter den kurzen Nägeln hatten sich einige schwarze Krümel festgesetzt. Diese Hände hätten Kühe melken müssen.

„Zum Wohl", sagte er schnell, hob das Glas etwas höher, nickte ihr freundlich zu und trank.

Sie kippte den Cognac in einem Zug hinunter, stellte das Glas auf das weiße Tischtuch zurück und seufzte: „Das tat gut."

Er strich eine graue Strähne aus seiner Stirn. Langsam ließ er seine Hand über seinen vollen grauen Schopf gleiten. Er trug die Haare meist etwas länger, so dass sie im Nacken über den Kragen fielen.

„Es waren damals schwierige Zeiten", begann er zu erklären. „Jeder musste sehen, wo er blieb. Nach dem Krieg guckte halt jeder, dass er irgendwo unterkam. Es ist mir damals nicht leichtgefallen."

Sie stützte beide Hände auf die Tischkante und erhob sich. „Ich muss mir mal die Nase pudern", sagte sie augenzwinkernd.

Sie wollte von damals nichts hören. Er war ihr keine Erklärung schuldig.

Er begriff, dass er nichts sagen durfte, was ihre Erinnerung an ihn trüben konnte. Er war alt geworden und sie schenkte ihm ein neues Leben. Er sah ihr nach. Ihr Gang war immer noch sicher. Nur einmal griff sie nach der Rückenlehne eines Stuhls, aber eher, um an ihm vorbeizukommen, als sich an ihm festzuhalten.

„Da gibt es noch richtige Wasserhähne", bemerkte sie befriedigt, nachdem sie ihn eine Zeit lang hatte warten lassen. „Manche Toiletten sind so modern, dass man sich die Hände überhaupt nicht mehr waschen kann."

Sie blieb vor ihrem Tisch stehen.

Er erhob sich. Auf dem Tischtuch lag die bezahlte Rechnung.

„Darf ich dich nach Hause bringen?", fragte er mit einer leichten Verbeugung.

„Ach, Willi, das hast du nach der Tanzstunde auch immer getan", schäkerte sie und hängte sich kurz bei ihm ein.

Er half ihr in ihren dunkelgrünen Mantel. Sie blieb etwas unschlüssig stehen, schien etwas zu suchen.

„Fehlt dir etwas?", fragte er.

„Ich weiß nicht genau. Macht nichts, ich komme ja nächste Woche wieder. Es ist doch nicht weit zu deinem Auto?"

Draußen hakte sie sich vertraulich bei ihm unter.

Erst im Auto roch er ihr süßliches Parfum. Es musste

stark sein. Er konnte nicht mehr so gut riechen. Vor parfümierten alte Damen hatte er als kleiner Junge Reißaus genommen.

Ihre Wohnung erinnerte ihn an jene, die er vor zwanzig Jahren verlassen hatte. Damals war seine Frau gestorben. Er hatte die Wohnung aufgelöst und war nach Neuseeland geflogen. Ein Jugendtraum, den er verwirklichen musste, um zurückkehren zu können. Einige Jahre hatte er dort verbracht, war weitergezogen, hatte das Leben genossen und immer wieder Heimweh gehabt. Irgendwann war es an der Zeit gewesen heimzukehren. Er wollte neben seiner Frau auf dem Riensberger Friedhof begraben werden. Sie hatten die Grabstelle gemeinsam ausgesucht, nachdem die Ärzte bei ihr Krebs diagnostiziert hatten. Dort würde sie auf ihn warten, hatte sie ihm gesagt, um ihre Angst zu vertreiben.

Sie holte eine Flasche Cognac aus der Anrichte im Wohnzimmer. Ihre kräftigen Hüften dehnten den Stoff ihres dunkelbraunen Wollrocks.

Auf der Anrichte entdeckte er Fotos in silbernen und goldenen Rahmen. Er trat näher. Auf einem stand ein junger, schlanker Mann mit dichtem, braunem Haar, der lachend den Arm um ein Mädchen legte. Ihre dunklen Augen blickten etwas verlegen in die Kamera. Sie war es nicht gewohnt, fotografiert zu werden. Ihr grünes Seidenkleid glänzte. Ihre helle Haut in dem trägerfreien Dekolletee schimmerte milchig weiß, als hätte noch nie ein Sonnenstrahl sie berührt.

„Helga und Willi", murmelte er.

Ihren Namen hatte er verstohlen auf einem Briefumschlag, der im Flur auf dem Schuhschränkchen gelegen hatte, gelesen. Er drehte sich zu ihr um und probierte ein Lächeln. Er war immer noch schlank. Sein Gesicht hatte tiefe Furchen bekommen. Die Haut war von der vielen Sonne fleckig geworden. Er hätte auch ein anderer sein können.

Sie tranken Cognac, und Helga begann aus ihrem Leben zu erzählen. Wenn sie lachte, hüpfte das goldene Amulett auf ihren großen, festen Brüsten.

Als sie die Flasche zur Hälfte geleert hatten, ergriff er ihre Hand. Sie lag warm, weich und schwer in der seinen.

Helga führte ihn in ihr Schlafzimmer. Nur kurz erlaubte sie ihm einen Blick auf Schrankwand und Doppelbett. Er konnte nicht umhin zu denken, dass sie das Inventar von den Eltern geerbt hatte.

Helga knipste die kleine Lampe auf dem Nachttisch an und bat ihn lachend das große Deckenlicht zu löschen. So jung seien sie auch nicht mehr.

Er umfasste ihre Taille, beugte sich vor und küsste sie auf den Mund. Er spürte ihre Zähne hinter den geschlossenen Lippen.

Helga streifte lachend seine Hände von ihrer Taille.

„Das ist deine Seite", sagte sie, zeigte auf die Fensterseite des Doppelbetts und ließ sich auf die Bettkante fallen. Er wunderte sich ein wenig, dass beide Betten bezogen waren. Geheiratet hatte Helga nie, hatte sie ihm erzählt.

„Kannst du mir den Verschluss aufmachen?", fragte sie und drehte ihm ihren Rücken zu.

Er setzte sich neben sie. Das Bücken fiel ihm schwer. Er brauchte eine Weile, bis er mit den leicht tauben Fingerkuppen den kleinen Haken aus der Öse befreit hatte.

Mit der goldenen Kette in beiden Händen griff er um ihren Hals, legte die Hände auf ihre großen Brüste und begann, mit der Zunge ihren Nacken zu lecken.

Helga kicherte. Sie nahm die Kette aus seinen Händen und legte sie auf ihren Nachttisch.

166

Die schnelle Bewegung nach vorne kam unerwartet. Beinahe hätte er das Gleichgewicht verloren und wäre von der Bettkante gefallen. Seine Hände griffen erneut nach ihrer Taille, gruben sich in ihren weichen Bauch, wanderten über kleine Speckröllchen nach oben bis zu ihrem BH.

Helga stöhnte kaum hörbar. Dann richtete sie sich kerzengerade auf, presste seine Hände auf ihre Brüste und atmete tief durch. Sie hatte die Augen geschlossen.

Er sehnte sich nach ihrer nackten Haut. Er küsste ihren Nacken, ließ sie los, erhob sich langsam und trat auf die andere Seite des Bettes.

Die Rücken einander zugewandt, begannen sie sich in dem schwachen Lichtschein der Nachttischleuchte auszuziehen.

Er kroch unter die Bettdecke und hätte beinah das kühle Leinen fest um sich gezogen.

Da sah er sie nackt vor dem Bett stehen, sah ihren üppigen Körper, sah ihre Brüste, weiß, weich und erstaunlich fest. Er konnte nicht anders, als „jungfräulich" denken.

Helga kroch unter die Decke und blieb auf dem Rücken liegen.

Er krabbelte zu ihr hinüber und sie löschte das Licht.

Von da an besuchte er sie einmal die Woche.

Er wusste nicht, ob sie mit irgend jemandem über den Heimkehrer sprach.

Am Vormittag rief er an, meldete sich mit Willi und fragte höflich, ob es ihr recht sei, wenn er am Nachmittag vorbeikommen würde.

Einmal nur hatte er sie nicht angetroffen und war am nächsten Tag wiedergekommen, ohne dass sie sich gewundert hatte.

Er brachte ihr jedes Mal eine Flasche Cognac mit. Sie tranken sie halb leer, und Helga erzählte aus ihrem Leben.

Es schien ihm, als sei er der erste Mensch, der ihr zuhörte. Sie fragte ihn nie, wie es ihm seitdem ergangen war. Er blieb bis zum frühen Morgen, verschwand, bevor sie erwachte, um sie, wenn sie ihn neben sich entdeckte, nicht zu erschrecken.

Einmal hatte er auf ihrem Garderobenschränkchen einen Brief vom Pflegegericht entdeckt. Er war aus Versehen gegen den Lichtschalter der Flurlampe gestoßen und gerade als er ihn wieder ausknipsen wollte, war sein Blick auf den aus hundertprozentigem Altpapier hergestellten Umschlag gefallen. „Pflegegericht" prangte in dicken Lettern in der linken oberen Ecke. Es empörte ihn, dass Behörden heutzutage in keiner Weise auf Diskretion achteten.

Im Überschwang der Entrüstung war er ins Wohnzimmer geeilt, hatte Helga, die gerade dabei war, die Cognacschwenker aus der Anrichte zu holen, von hinten gepackt, hatte sie umgedreht und seine Lippen heftig auf die ihren gepresst.

Überrascht und glücklich hatte sie geflüstert: „Aber Willi, die Eltern."

Er hatte ihr den Zeigefinger auf den Mund gelegt und sie wieder geküsst. Sie hatte ihm einen dieser halb verlegenen, halb beglückten Blicke geschenkt, die ihm so schmeichelten. Er hatte ihr die Gläser aus der Hand genommen und sie auf den Tisch gestellt.

Er war sich nie ganz sicher, ob sie ihn tatsächlich erwartet hatte. Sie empfing ihn höflich, betrachtete ihn einen Moment neugierig, sah auf die in ein dünnes Papier eingewickelte Flasche in seinem Arm und bat ihn hinein.

Im Wohnzimmer deutete er auf das Foto, das Helga und Willi vor dem Abschlussball zeigte. Sie nickte und wiederholte: „Ich wusste immer, dass er wiederkommen würde."

Eines Nachmittags öffnete Helga, sah ihn an und schüttelte den Kopf.

„Es tut mir leid. Ich erwarte niemanden. Sie müssen sich in der Wohnung geirrt haben."

Ohne eine Antwort abzuwarten, schloss sie die Tür vor seiner Nase.

Er blieb kurz stehen, drehte sich dann um und stieg langsam das Treppenhaus hinunter.

Als er die Haustür hinter sich ins Schloss fallen hörte, wurde er wehmütig. Er hätte sich an den Namen Willi schon noch gewöhnt.